《本草纲目》
里的博物学

鱼贝与珍灵

余军 ◎ 编著

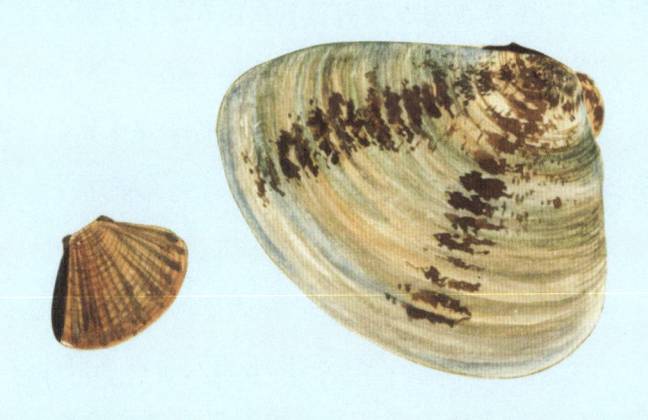

贵州科技出版社
·贵阳·

序

在浩渺的文化长河中，中医药学以其独特的哲学智慧、系统的理论体系和卓越的医疗效果，犹如一颗璀璨的明珠，闪烁着源自东方的特有光芒。它不仅承载着古代先知对自然界的深刻洞察，而且凝聚了中华民族的精神智慧。然而，如何将这数千年的智慧结晶以更贴近现代社会（特别是贴近年轻一代）的方式呈现出来，成为普及中医药学的重要挑战。面对这一挑战，我有幸读到这本创新而富有见地的《〈本草纲目〉里的博物学》。

还未看到《〈本草纲目〉里的博物学》时，就听说这套书是普及中医药学和博物学知识的图书，我便产生了强烈的阅读兴趣，很想看看怎么把内容庞杂的《本草纲目》做成适合大众阅读的图书。

接到样稿简单翻阅后，我的疑问便消失了，这并不是一套完全抄录《本草纲目》原文的图书，而是在《本草纲目》中医药学知识的基础上，重新编纂的一套兼具中医药学和博物学知识的读物。不得不说，这种将古代优秀的传统文化用现代创意进行编辑的想法是很好的，既能传承中华民族几千年来的优秀传统文化，又能让这些难懂的传统文化焕发出全新的生命力。

这套书里面的中医药学知识是经过拣选后重新编辑的，内容简单、直白，筛去了一些模棱两可的内容，保留的都是现代生活中能接触到、能理解的内容。除中医药学知识之外，这套书还加入了许多博物学知识，很好地扩展了《本草纲目》原本的内容，让读者从更全面的角度去了解那些植物与动物。

相比知识类的文字介绍，五颜六色的插图可能更吸引人。作为一种辅助阅读的内容，精美的插图能更直观地展示出各条目的具体形象，让读者清晰地了解《本草纲目》中提到的各类药材究竟长什么样。这对于那些较少接触大自然的读者来说是大有裨益的。读者在外出踏青、游玩时，对照着书中的内容，寻找一下山林之中的"本草"，也是别有一番趣味的。

整体读下来，能看出创作者在这套书中的良苦用心。把《本草纲目》这种内容丰富、条目庞杂的古代典籍做成现代读物，本就不是一件容易的事，许多细小的知识点都需要翻阅很多资料去核对、辨析。作为一套知识普及读物，知识点的准确性更是要加倍注意，创作者付出的辛苦可想而知。

《〈本草纲目〉里的博物学》以其独特且深入浅出的方式，使我们有机会重新审视和欣赏中医药学的博大精深。这套书不仅超越了传统科普读物的范畴，还将历史与未来、传统与创新相融合。我相信，这套书的出版将为中医药学的传承与创新注入源源不断的活力，激发更多的年轻人深入探索这门学问，从而推动中医药学的繁荣与发展。

很高兴能阅读这套书。欣喜之余，也期待能有更多的读者通过这套书了解《本草纲目》，了解中医药学，了解中国几千年的优秀传统文化。希望有更多的读者能够加入传承中华优秀传统文化的队伍，国家的非物质文化遗产需要更多年轻人来传承。

北京市中医管理局原副局长
北京同仁堂中医医院原院长

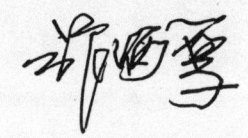

前　言

　　现在算起来，我已经在中医临床研究的道路上探索了30多年。一路走来，如果说哪本中医典籍让我最感兴趣，那非《本草纲目》莫属了。

　　对出生于中医世家的我来说，读中医典籍就像读漫画书一样有趣。在走上工作岗位后，20多年来我一直从事临床中医骨伤保健工作。虽然工作上的事情比较多，但一有时间我仍会拿起几本中医典籍翻阅，《本草纲目》算是其中最为特别的一本。

　　《本草纲目》就像是一本中医药学、博物学的知识百科大全集，内容之丰富，简直无法形容。学过专业中医药学知识的人阅读这本书是比较轻松的，但对于大多数没接触过中医药学知识的人来说，这部"百科全书"就有点儿难懂了，说它是有字的"天书"也不为过。

　　我第一次接触《本草纲目》时就觉得它的内容太过庞杂，即使后来走上工作岗位后再翻阅这本书，也还是会有同样的感受。于是我就在想，是不是可以用其他的形式把《本草纲目》的丰富内容重新呈现出来，让对中医药学感兴趣的读者也能读懂这部"百科全书"呢？

　　一番思考后，我以"删繁就简，古为今用"为原则，着手对《本草纲目》的内容进行筛选，并以类目分册的形式，将同类内容归入一册，最终完成了这套条理清晰、易读易懂的《〈本草纲目〉里的博物学》。

　　本套书共有6册，分别为《〈本草纲目〉里的博物学：芊草与奇珍》《〈本草纲目〉里的博物学：繁花与果实》《〈本草纲目〉里的博物学：蔬菜与稻谷》《〈本草纲目〉里的博物学：乔木与灌木》《〈本草纲目〉里的博物学：鱼贝与珍灵》《〈本草纲目〉里的博物学：猛兽与家禽》，基本囊括了《本草

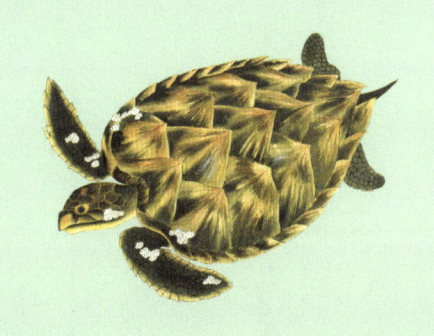

纲目》原书中的大多数内容。

　　为了更贴近普通大众的阅读习惯，我还在正文之外增加了一些辅助阅读的内容，如条目知识科普等。这些内容的添加，使得本书的知识范围进一步拓展，不再局限于仅介绍本草的药用价值，而是全面介绍本草的特征、形态、习性等，让读者能够更为全面地学习其中的博物学知识。在此一提，书中各条目内容均为科普讲解，现部分条目已被禁止使用。同时，书中故事皆为神话传说，读者若有类似病症请勿自行效仿用药，务必及时就医。

　　本套书还为每一个条目绘制了精美的插画，更为直观地展示了各条目的具体形象，读者可以从中找到"鹳与鹤的区别"，发现"柑与橘的差异"，了解各类植物与动物的具体特征。

　　《本草纲目》内容广博，囊括了许多与人们生活息息相关的中医药学常识，这也是其流传千年而热度不减的重要原因。到了现代，《本草纲目》已经走出那些中医药学家的书柜，走进了千家万户。

　　作为中医典籍中的璀璨瑰宝，《本草纲目》深刻影响了中医药学的发展，如今，随着博物学在国内的兴起，它的博物学价值也进一步凸显。希望这套《〈本草纲目〉里的博物学》能够为读者打开博物学的大门，帮助读者更好地了解神秘的自然，了解先辈留下来的优秀传统文化。

余　军
2024 年 11 月 22 日

第五章　长蛇类：蜿蜒而行的灵蛇 —— 061

第六章　卵生类：体形较小的卵生动物 —— 067

第七章　化生类：有各种形态的昆虫 —— 079

第八章　湿生类：依赖于湿润环境生存的动物 —— 090

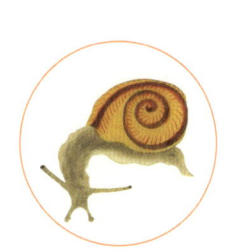

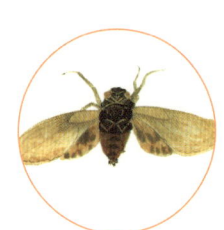

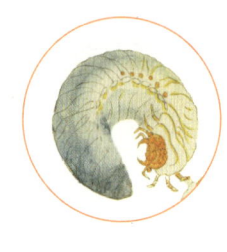

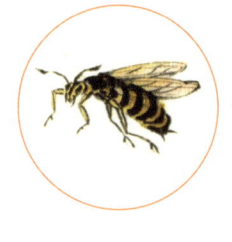

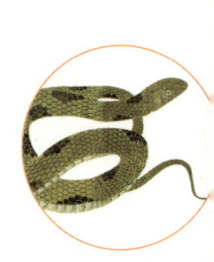

目录

第一章 有鳞类：长着各类鳞的鱼 —— 001

第二章 无鳞类：天生没有鳞的水生动物 —— 019

第三章 龟鳖类：背着壳的古老爬行动物 —— 035

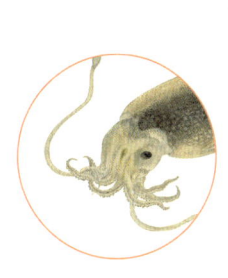

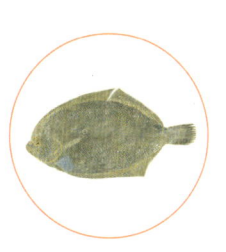

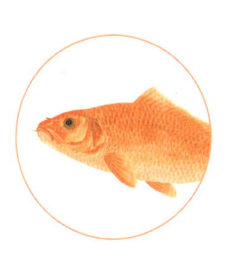

第四章 贝类：体软壳硬的软体动物 —— 045

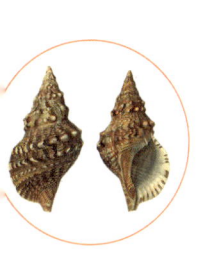

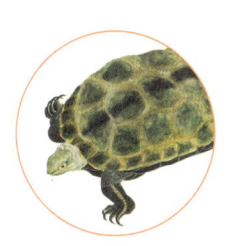

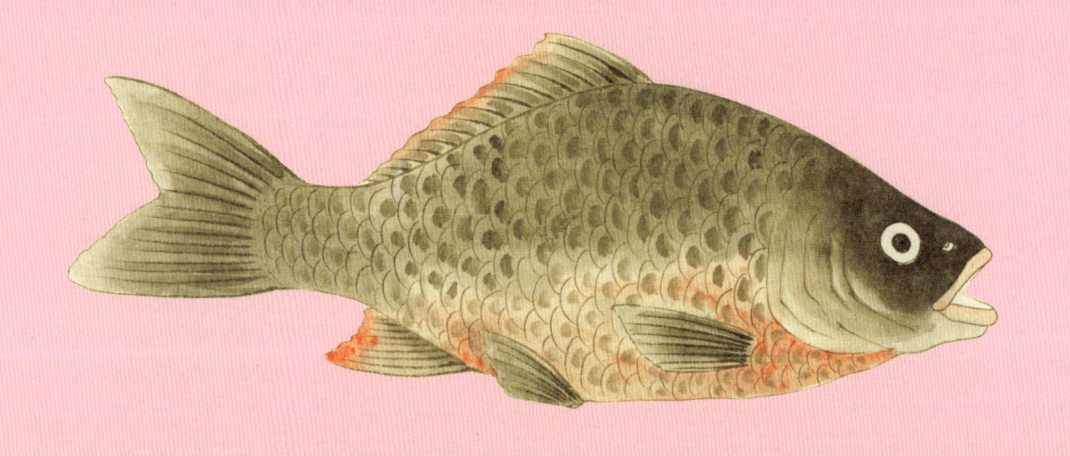

第一章

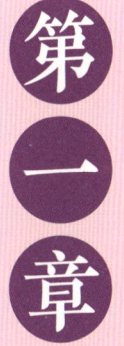

有鳞类：长着各类鳞的鱼

鲤鱼
象征幸运的吉祥物

别名	鲤拐子、鲤子
分类	鲤科，鲤属
习性	杂食，摄食季节性强
功效	健脾和胃，通乳，安胎

宋朝时有一个名叫金贵的男童，其母亲早逝，家里只有他和父亲相依为命。因为家里贫穷，金贵从来没有吃过肉。

有一天，金贵跟父亲在山间捡柴时路过一条小溪，在溪边的石头上看到一条巨大的红色鲤鱼。那条鲤鱼正在石头上摇头摆尾，企图再次回到水中。

父亲看着鲤鱼，说："真是天降大运，居然白捡一条大红鲤鱼。金贵，今天你有口福了。"说着便要上前将鲤鱼装到柴篓（lǒu）里。

这时，金贵看到鲤鱼腹部浑圆，似乎是有了身孕，这让他想起离世的母亲。于是他赶忙制止父亲："爹，你看这鱼肚子这么圆，怕不是有孩子了，不然咱们放它一条生路吧，鱼肉咱们以后再吃也行。"

看着金贵坚定的眼神，父亲只好放弃："既然这样，那就放生吧。"说着，便将鲤鱼重新放回了水中。

当晚，金贵和父亲都梦到白天的那条鲤鱼。鲤鱼对他们说："感谢你们的不杀之恩，我本来是山上的

鲤鱼，又名鲤拐子、鲤子，是一种底栖杂食性鱼类。其鱼鳞有"十"字形纹理；身体两头扁平，腹部较圆；嘴巴呈马蹄形，有胡须2对；背部、臀部均有硬棘。

鲤鱼大都生活于水草茂盛的淡水底层，在我国各地的淡水湖泊、江河中均有繁殖。

妖怪，因为怀有身孕，没有办法变身，所以被雨水冲刷到了石头上，幸好遇到你们这样的好心人救了我和孩子的性命。我没有什么东西可以报答你们，就在灶台的下面放了一箱珠宝，希望你们能够收下。"

天亮后，父子俩想到昨晚的梦境，就走到厨房一看，灶台之下果然有一箱珠宝。

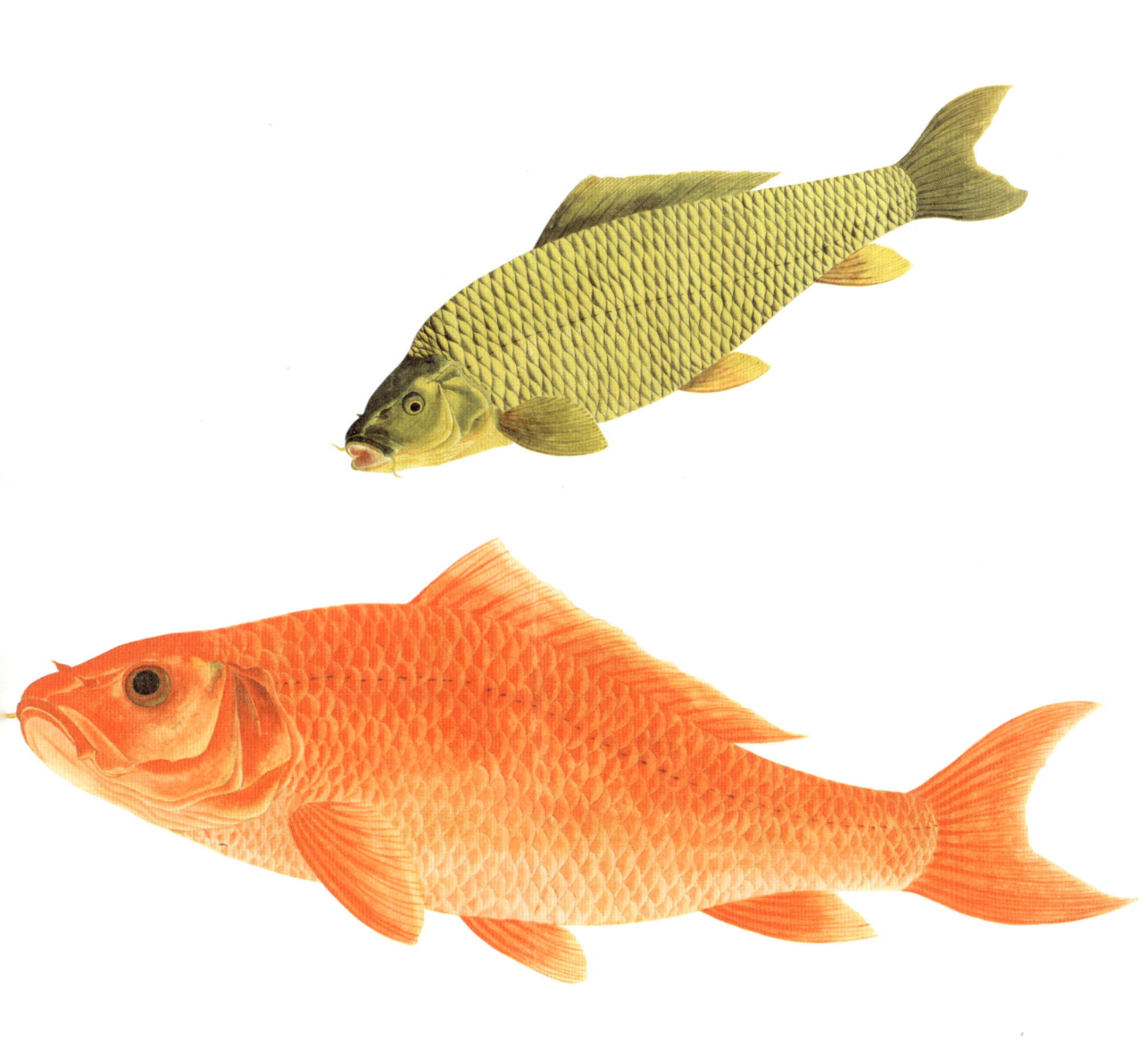

鳜（guì）鱼
淡水中的肉食性鱼类

别名	桂鱼、季花鱼
分类	鲐（yì）科，鳜属
习性	生活在淡水中，肉食
功效	补气血，益脾胃

古时候有一个姓邵（shào）的女子，在十八岁时得了痨（láo）病。她的父母请了无数名医为她治疗，但是始终没有疗效。

有一日，邵父在药铺买药时跟掌柜提到女儿的病情，伤心得连连落泪。路过的渔夫赵十刚好看到这一幕，便拉过邵父告诉他："我家人生病时常喝鳜鱼羹（gēng），您试试这个方法。"

之后，邵父便每日做鳜鱼羹给女儿吃，没过多久女儿的病竟然好转。连续吃了几个月后，女儿竟然痊愈了。后来鳜鱼就被人们当成药材使用了。

鳜鱼，又名桂鱼、季花鱼，是一种淡水鱼类。其身长，头中等大，吻尖突，眼中等大，口大，鳃孔大；头部、体表均被细小的圆鳞覆盖，吻部和眼间无鳞；身体背部侧面棕黄色，腹部白色，体表有不规则褐色斑块和斑点。

鳜鱼主要生活于水草茂盛的江河湖泊等水域，对水质要求较高，适宜的生活水温为 15~32℃，在我国除了青藏高原外的各个地方的水域都有分布。

第一章　有鳞类：长着各类鳞的鱼

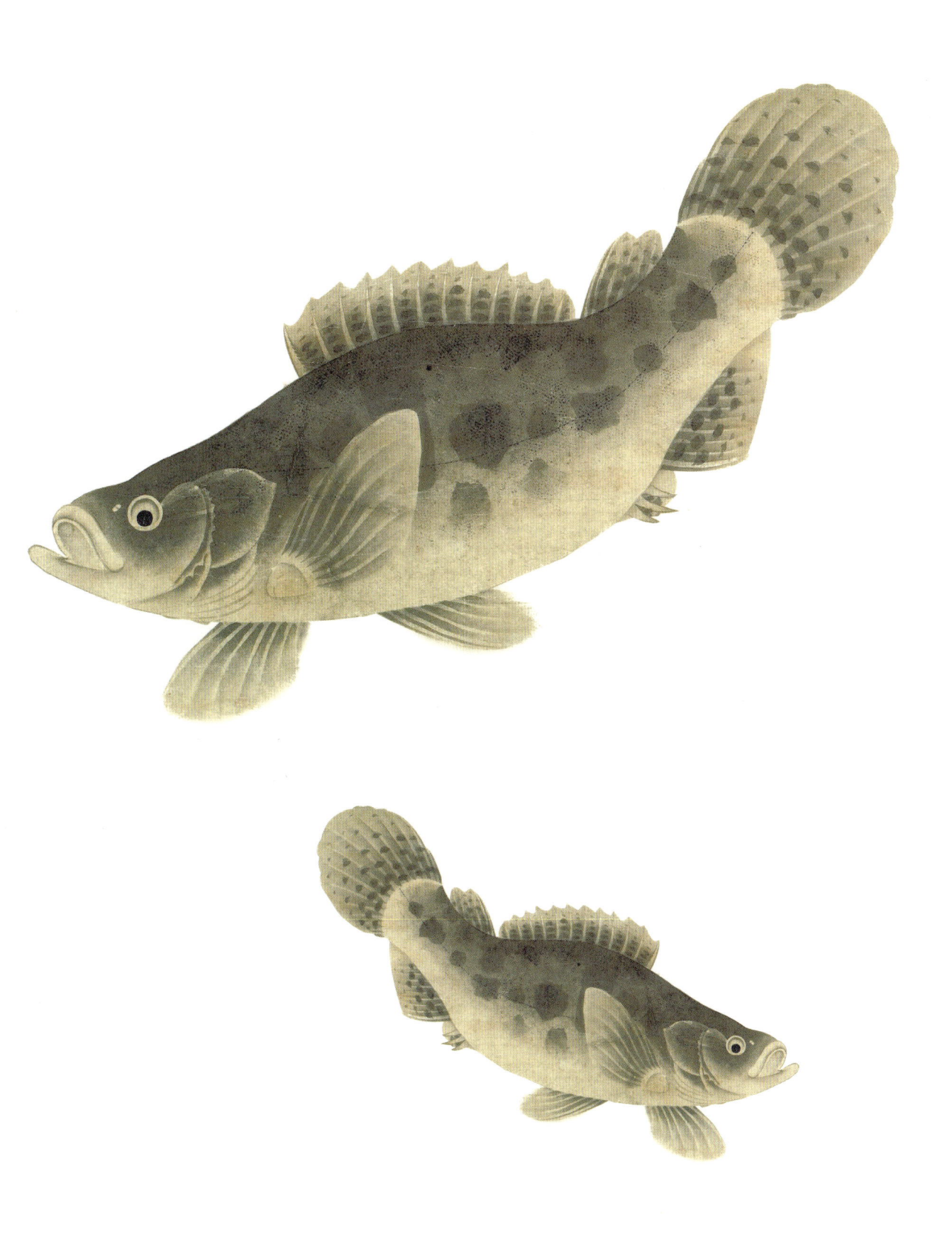

石首鱼
夜间能发光的鱼类

别名 黄花鱼、江鱼

分类 石首鱼科，黄鱼属

习性 底栖，肉食

功效 益气健脾，补肾，明目

吴国曾有一个名叫阖闾（hé lǘ）的君王，世人都说他任贤使能、勇猛聪慧。有一年，外敌入侵，阖闾便亲自调拨军队，穿过大海，将营地驻扎在邻近敌国的沙滩上，这一守就是数月有余。

营地的饮食虽然不比家中，但是尚且能够满足将士们日常需求。不幸的是，有一天海上风浪顿起，粮食不能再通过船只送到营地，将士们的食物来源就此中断。

阖闾忧心忡忡，每日都去海边看天气情况。有一天，他忽然看见海中有金色的光芒在营地附近奔涌，连眼力很好的士兵也看不清那光芒所包裹的是什么东西。

金色光芒停止后，将士们竟然从浪潮中找到了无数金色的鱼。阖闾让将士们将鱼烤了来填饱饿了许久的肚子。将士们吃饱之后士气大振，之后成功打败敌人。

后来阖闾观察到，金色的鱼头部的鱼骨竟然像石头一般坚硬，于是便将这种鱼叫作石首鱼。

石首鱼，又名黄花鱼、江鱼，是石首鱼科黄鱼属一种底栖肉食性鱼类。其体长能达到30厘米，身体侧扁且近似于长方形；头大而侧扁，眼中等大，口前位，唇薄，鳃孔大；身体背部、背鳍和尾鳍灰黄色，身体下侧金黄色，胸鳍、腹鳍及臀鳍黄色。

石首鱼主要生活于暖海及热带沿海地区，少数种类也可以在淡水和温带水域生存，在我国主要分布于东海、南海。

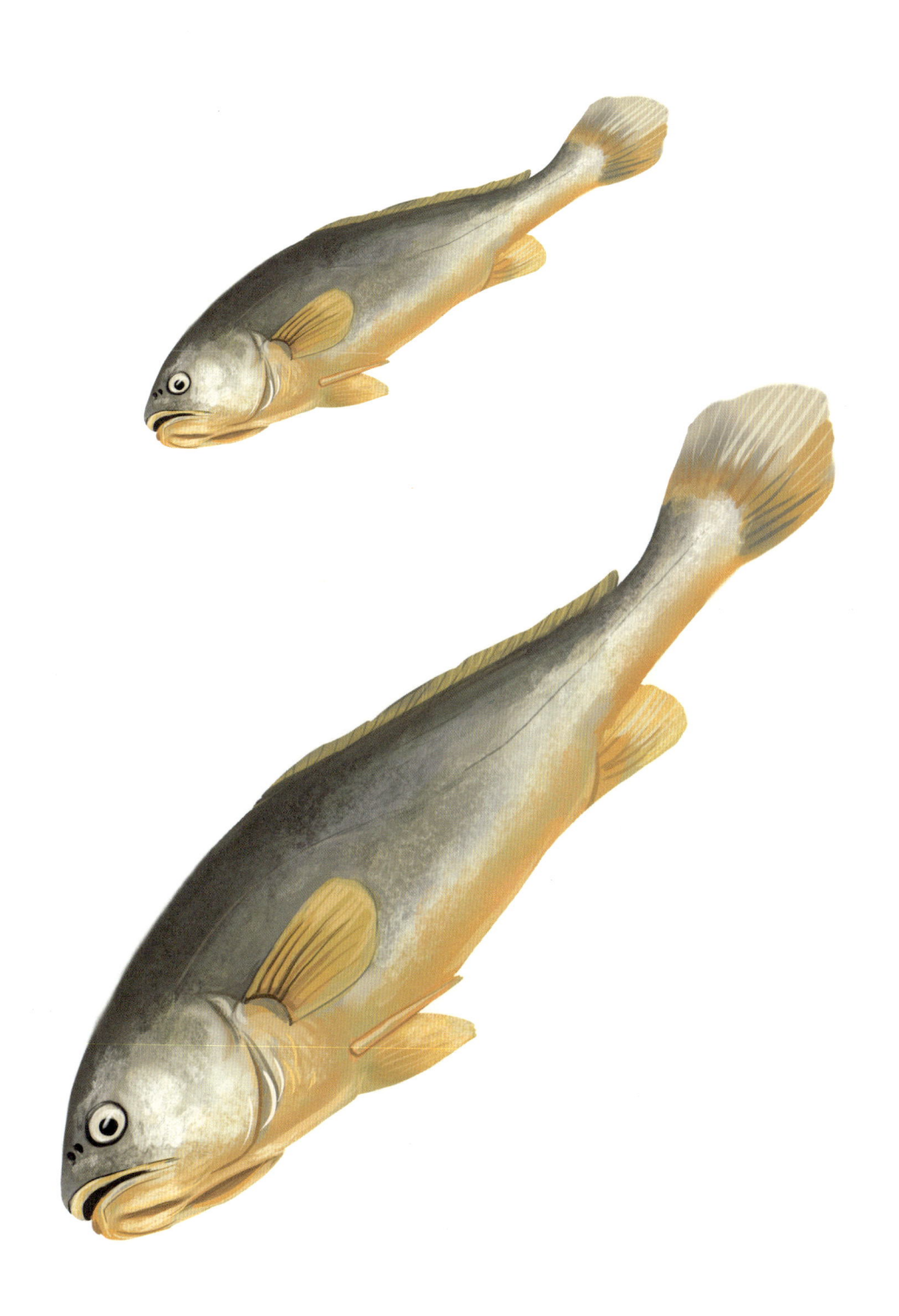

第一章 有鳞类：长着各类鳞的鱼 | 007

青鱼

传统的淡水养殖鱼之一

别名	螺（luó）蛳青
分类	鲤科，青鱼属
习性	肉食，喜食螺蛳肉
功效	化湿除痹，益气和中

据说在很久以前，云南玉溪的抚仙湖附近住着母女二人，她们过着自给自足、平静祥和的生活。

有一日早晨，女儿忽然感觉腿脚酸软、浑身无力，便告诉母亲她今天不去田里了，想卧床休息一下。母亲以为是小病，便将女儿留在家中，自己去田里干活了。

晌午母亲回到家，发现女儿竟然完全不能站立了。她慌忙找到附近村庄的郎中替女儿诊治。郎中看过女儿的病之后连连摇头："这病我也不知道该如何医治。"母亲顿时泪流满面，责怪自己没有照顾好女儿。

等到郎中走后，女儿将母亲叫到身边，说道："阿娘，我曾经在抚仙湖洗衣服的时候见过一条巨大的青鱼，那青鱼身旁有众多鱼儿环绕。我一将衣服放进水中，那青鱼就跃出水面将我的衣服抛到岸上。我以为是鱼儿嬉戏便没有当回事，等到洗完衣服回家之后便感觉身体酸软，后来就成了现在这个样子。我觉

青鱼，又名螺（luó）蛳青，是一种肉食性鱼类。其体长最大可以达到145厘米，身高为35～43厘米，头长稍大于身高；体形粗壮，近似于圆筒形，腹部浑圆，没有腹鳞；身体青灰色，背部颜色较深，腹部灰白色，鱼鳍黑色。

青鱼一般生活于淡水的中下层，在我国一般分布于江河湖泊等底栖动物较多的水域中，主要生活在长江以南的平原地带水域中。

得我的病应该和那条青鱼有关。"

母亲听完女儿的话，便赶紧来到抚仙湖，对着湖面大喊："青鱼神仙，您高抬贵手饶了我的女儿吧！我们以后再也不会来这洗衣服了。"但是湖面毫无变化，十分平静。无奈之下母亲只能回家。

当晚，母亲刚刚入睡便听到一个声音："我是抚仙湖湖神，青鱼不是故意让你女儿患病的，只不过洗衣服污染了湖水，因此让你女儿不能走动！"母亲在睡梦之中连连回应："神仙，我们再也不会去抚仙湖洗衣服了，还请您救救我的女儿！"只听见那声音说道："明早起来你女儿自会痊愈。"

第二天一早，母亲就见女儿的病全好了。

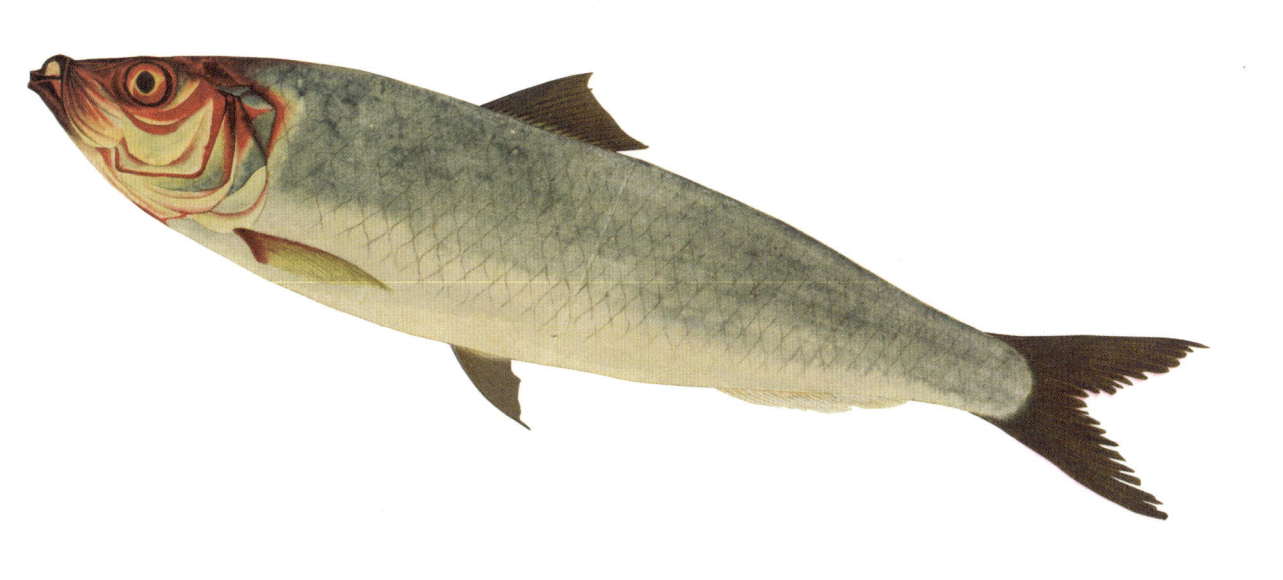

鲫（jì）鱼
金鱼的祖先

别名	刀子鱼
分类	鲤科，鲫属
习性	杂食，繁殖力强
功效	健脾利湿，温中下气

古时候有个书生名叫马营，他妻子生子之后乳汁稀少，孩子每天都被饿得哇哇大哭，其他人的乳汁孩子又不吃。这可急坏了马营，他到处寻访名医，但吃了各种药后妻子乳汁仍然不多。

一日，马营偶然听到渔夫向众人吹嘘自己的妻子乳汁充足，从来没有让孩子吃不饱。他赶忙上前询问渔夫："大哥，小生可否请教您一个问题？"他将渔夫引至无人处问道："我妻子最近生产，可是乳汁不够孩子吃，敢问令阃（kǔn）（敬词，用于称对方妻子）是吃了什么药才做到乳汁不断的？"

渔夫仔细想了想，说道："拙荆也没有吃什么药，就是正常饮食。对了，要说有什么不一样的地方，岳母曾经叮嘱我要给妻子多煮鲫鱼汤，要不你回家试试？"

于是，马营回家之后立刻让人煮鲫鱼汤给妻子吃。几天过去，妻子的乳汁竟然真的渐渐多了起来。马营赶紧带着礼物去感谢渔夫："大哥真是我孩子的救命恩人啊！"

鲫鱼，又名刀子鱼，是一种淡水鱼。其体侧扁而高，身体呈椭圆形，嘴上无须；背部一般为灰色或为带光泽的黑色，腹部发白。

鲫鱼主要生长于淡水水域的底层，对水质的要求不高，在深水、浅水、流水、静水中都能生存，在我国大多数水域中皆有分布。

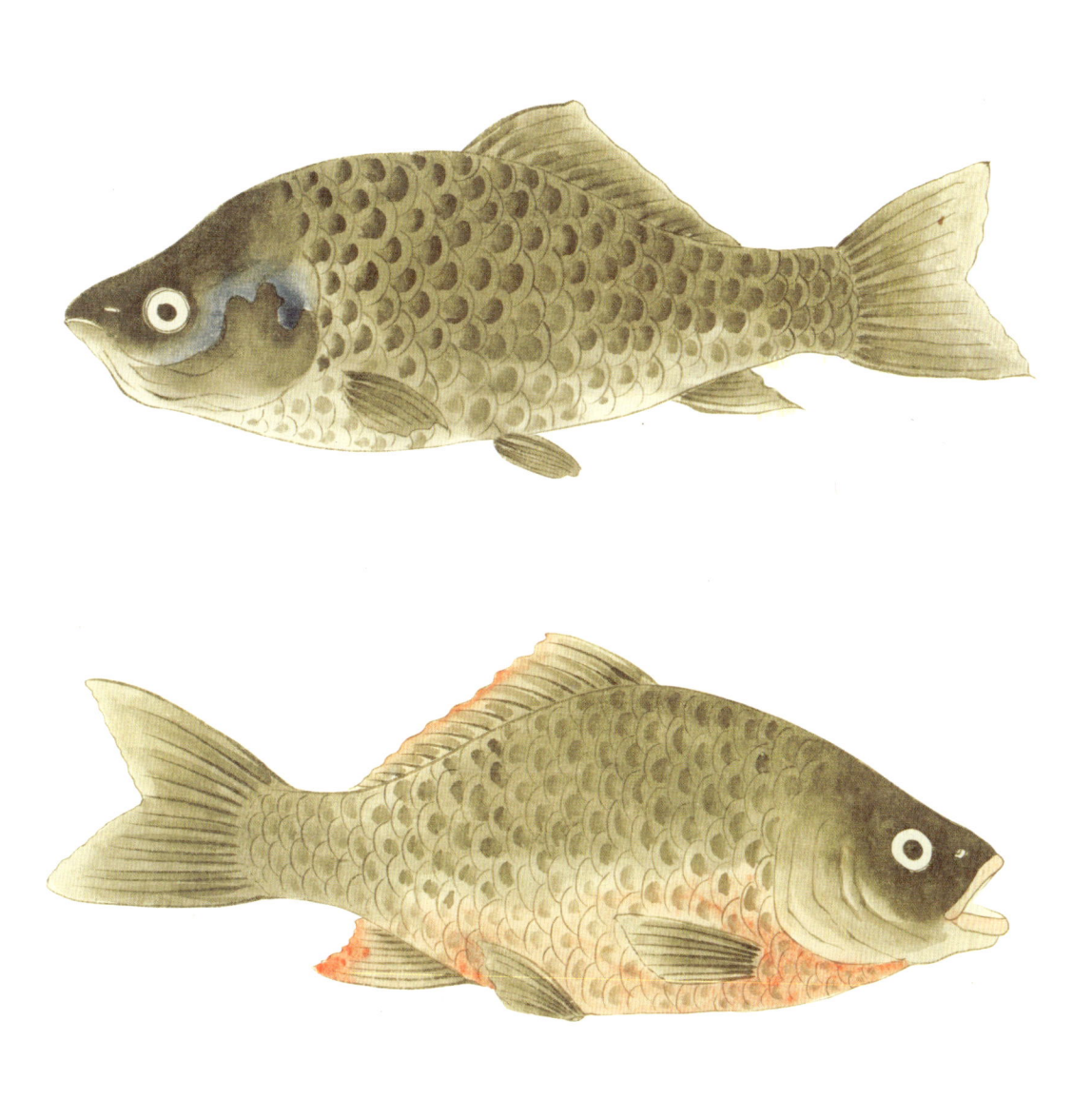

第一章 有鳞类：长着各类鳞的鱼 | 011

鲂（fáng）鱼
味道鲜美的鱼类

别名 鳊鱼、海鲂、月亮鱼
分类 鲤科，鳊（biān）属
习性 草食，在静水中生活
功效 健脾益胃，消食和中

相传，周朝时战事吃紧，当地一对恩爱夫妻因为丈夫要上战场被迫分离。丈夫走后家中大小事务只能由妻子操持。只见每日河边的树林中都有一个瘦弱的女子拿着斧子砍伐山楸（qiū）的树枝。路过的人问为何是女子来砍柴，女子回答家中无人，只能自己动手。

岁岁年年，每日女子都到树林中砍柴。她的面庞渐渐衰老，但是依旧等不到丈夫归来。有一日她坐在河边哭泣，对着河中自由自在的鲂鱼说："如今已过几载，他还没有归来，可怜他在浴血奋战，可怜我一直一个人啊！"鲂鱼听完女子的哭诉，原本皎白的尾巴竟然变得绯红。

后来人们便常常使用"鲂鱼赪（chēng）尾"来形容人困苦劳累、负担过重。

鲂鱼，又名鳊鱼、海鲂、月亮鱼，是一种草食性鱼类。其体形较大，身体扁平且呈椭圆形，头小口大，下颚突出；体侧中部上方有一个黑斑，背部青灰色，两侧身体银灰色，腹部银白色。

鲂鱼主要生活于有淤泥或石砾（lì）的敞水区，多在湖泊静水的中下层生存，在我国的各大河流、湖泊中均有分布。

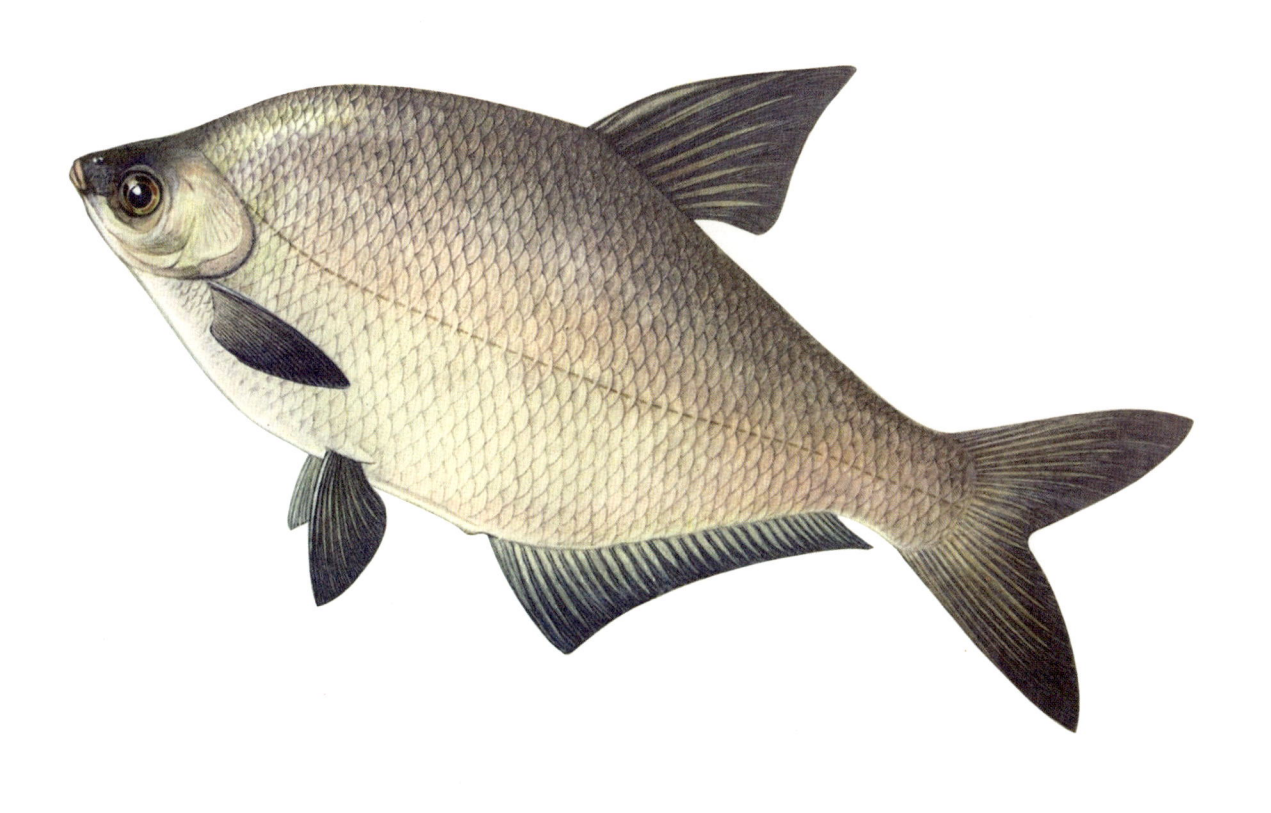

鲈（lú）鱼
中国四大淡水名鱼之一

别名 鲈鲛（jiāo）、中国花鲈

分类 真鲈科，花鲈属

习性 在淡水中生活，有洄游习性

功效 益脾胃，补肝肾

古人很早就开始以鲈鱼为食。早在三国时期，曹操宴请宾客时，所做的饮食当中少了鲈鱼，他便说："今日高会，珍馐（xiū）略备，所少吴淞（sōng）江鲈鱼耳。"

西晋的官员张翰（hàn）在朝为官时，经常思念家乡的美食鲈鱼，后来还因吃不到鲈鱼辞官回家。

鲈鱼并不仅仅是美味佳肴，它还是一种药材。

唐朝时有一位著名的医学家名为孟诜（shēn），经常前往各地山林中采药，回家之后就炮制各种药物。

有一天他正在家中研究药材，一个小厮（sī）匆匆来到他家，请求他前往自己的主人家诊病。孟诜一问才知道是这家的女主人怀胎三月，孕吐难忍，已经十几天吐得吃不下饭。

孟诜告诉小厮："你先不要着急，这妇人怀孕之后孕吐是常有的事。你先去街上买几条鲈鱼。"说罢，就去了小厮主人家。为女主人诊过病后，他嘱咐厨房

鲈鱼，又名鲈鲛、中国花鲈，是一种冷温性海淡水洄游鱼类。其体形较小，头宽扁，吻宽钝，眼小，口大，唇肥厚，舌宽；一般体表为黄褐色，腹部白色。

鲈鱼肉质鲜美，腥味小，在我国黄海、渤海中均有生长。

将买来的鲈鱼煮成白汤给女主人服用。

几天后,小厮来告诉孟诜:"先生真是神医,夫人不仅能够吃饭了,而且孕吐也有所缓解。"

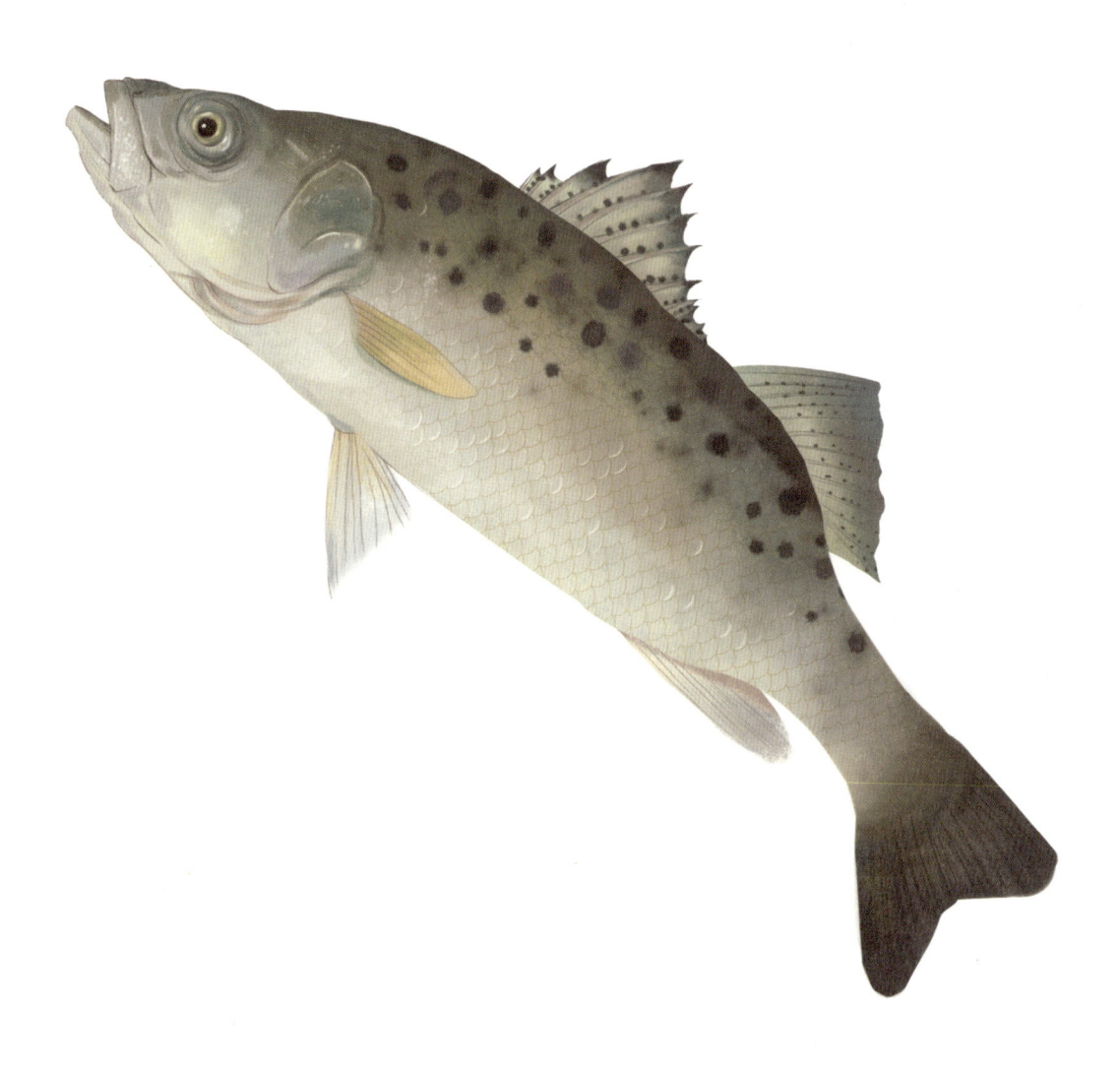

比目鱼
五官不对称的鱼类

别名 鲽（dié）鱼
分类 辐鳍鱼纲、鲽形目
习性 肉食，视力较好
功效 增强人体免疫力

相传有一对善良的比目鱼夫妇，有一天它们的家中闯入一只大鱼。雄性比目鱼为了保护雌性比目鱼，勇猛地与敌人进行战斗。最终，大鱼被赶走了，雄性比目鱼的一只眼睛却不慎受伤。雌性比目鱼见雄性比目鱼失去眼睛，非常伤心，第二天它的一只眼睛竟也看不见了。

后来，人们便以比目鱼比喻爱情的忠贞，因为比目鱼眼睛都长在同一侧，它们成对出现，不离不弃。就像唐代诗人卢照邻的《长安古意》中所说："得成比目何辞死，愿作鸳鸯（yuān yāng）不羡仙。"

比目鱼，又名鲽鱼，是辐鳍鱼纲鲽形目鱼类的统称，包括鲆科、鲽科等鱼类。其身体一般较为扁平，幼年鱼眼睛位于身体两侧，且嘴巴居中；成年鱼的身体左右不对称，眼睛长在身体一侧，且口、牙、偶鳍均不对称。

比目鱼是肉食性鱼类，小型比目鱼捕食一些软体动物，大型比目鱼则以其他鱼类为食。绝大多数比目鱼生活于海洋中，也有一部分生活于淡水中。

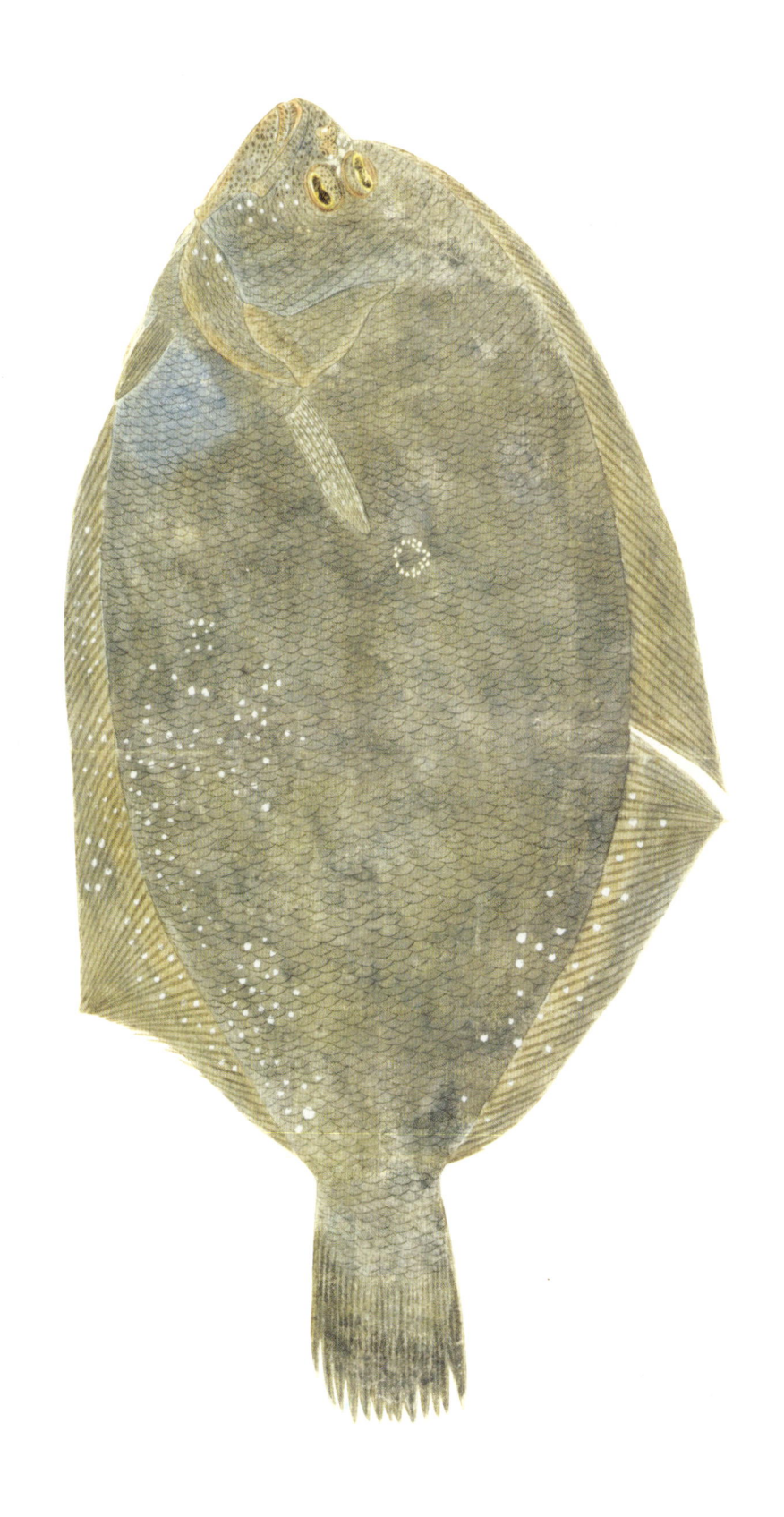

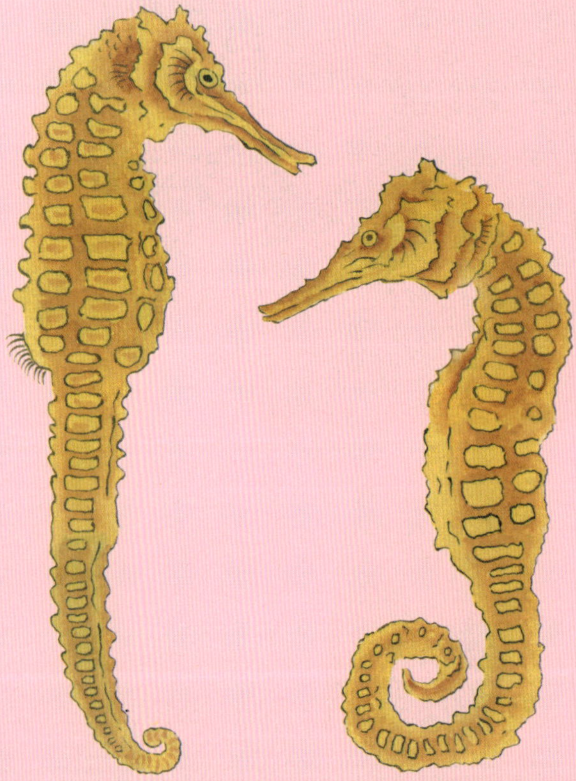

第二章

无鳞类：天生没有鳞的水生动物

鳝（shàn）鱼

滑溜溜的鱼

别名	黄鳝、田鳗（mán）
分类	合鳃科，黄鳝属
习性	夜行性，肉食
功效	益气血，补肝肾，强筋骨

相传在福州城东有一处名为鳝溪的地方曾经发生过一场激烈的战事。"白马三郎"，也就是闽（mǐn）越王郢（yǐng）的三儿子驺（zōu）寅，曾率领士兵经过鳝溪。

鳝溪的百姓告诉驺寅："鳝溪附近有条很长的恶鳝，经常吃人。路过那里的人必须献上一对童男童女才能免遭杀害。"驺寅听后便率领士兵浩浩荡荡地前往鳝溪附近，准备一举将鳝鱼杀死，为百姓除害。

驺寅一到，鳝鱼便一跃而出，立马向士兵发起了攻击。驺寅当机立断，立刻用手中的弓箭射向鳝鱼，并射中了鳝鱼的要害。眼看鳝鱼就要一命呜呼，但是它在临死之际奋力伸出鳝尾，将驺寅与士兵一并拖入水中。他们被鳝尾缠绕无法呼吸，全部丧命。

鳝溪的百姓将他们的尸体安葬之后，因为痛恨鳝鱼，便将其分割食用。

为了纪念驺寅和士兵，人们就在当地修建了白马王庙。

鳝鱼，又名黄鳝、田鳗，是一种无鳞鱼类。其身体纤细，呈蛇形，身体前部浑圆，后部侧扁，尾巴呈尖形，头部长而圆，眼睛小；体表覆盖一层光滑的黏膜，表皮黄褐色。

鳝鱼一般生活于稻田、河水、溪流等地的淤泥中，在我国各地广泛分布，多分布于长江流域与辽宁、天津等地。

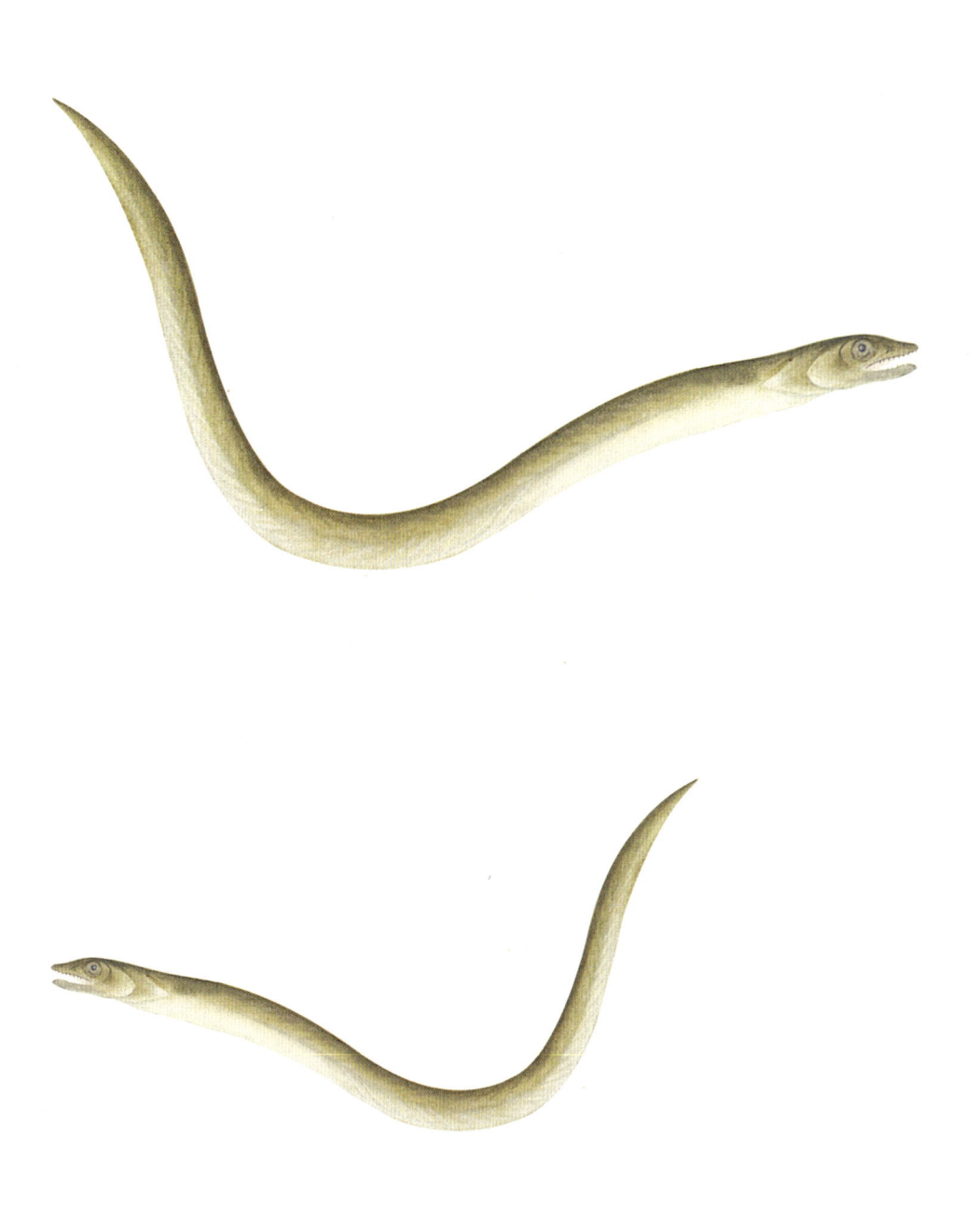

第二章 无鳞类：天生没有鳞的水生动物

鳗鲡（lí）
细长似蛇的鱼类

别名	河鳗
分类	鳗鲡科，鳗鲡属
习性	肉食，对环境的适应性强
功效	健脾补肺，益肾固冲

很久以前，有一个村庄名为瓜村，当地的百姓大都以捕鱼为生，日子过得平静祥和。

一日，某渔夫发现自己的妻子咳嗽不止，并且还时常吐血，于是赶紧带着妻子找郎中诊治。郎中一看渔夫妻子的症状，大吃一惊："你妻子这个病治不了，而且还会传染！"

因为村里人们大都交往频繁，一时间好多人都染上了同样的病。村里人议论纷纷，都认为这个渔夫妻子不吉利，也不敢再靠近渔夫家。

日子一天天过去，渔夫妻子的病愈发严重。一天，村里有个人对渔夫说："要想这病从村里消失，就得将你的妻子钉在木箱子里扔到水里漂走，这样不仅村里的人病会好，你妻子的病也会治好。"在村里人的逼迫下，渔夫最终狠心同意将妻子装入木箱子投入江中。

木箱子漂到了一个名为金山的村庄。金山的一个渔夫将木箱子打开一看，里面竟然是一个活着的妇

鳗鲡，又名河鳗，是一种肉食性鱼类。其身体长，呈蛇形，头中等大且呈钝锥形，背鳍和臀鳍低平且一直延伸到尾部与尾鳍连成一体；体表无花纹，背部深灰色加一点绿色，腹部白色。

鳗鲡对环境的适应性强，最佳生活温度为24～30℃，冬季水温降低到10℃以下时进入冬眠状态。鳗鲡平时主要生活于各种江河湖海的土穴、石缝当中，在我国一般分布于渤海、黄海、东海沿岸及其江河水域。

人。妇人掩面说道："大哥你离我远点，我本是瓜村人，因患有传染病才被抛弃，你万万不可靠近我，我会把病传染给你的。"

这个渔夫听了妇人的话，不忍将她再次抛于水中，说道："家中父母曾说过鳗鲡可以治病，我们可以试试。"

渔夫将妇人安置在自己家中，每天让她喝鳗鲡做的汤，没想到日子久了妇人竟然慢慢痊愈。后来，鳗鲡可以治病一事也逐渐被其他村的人知道，便慢慢传播开来。

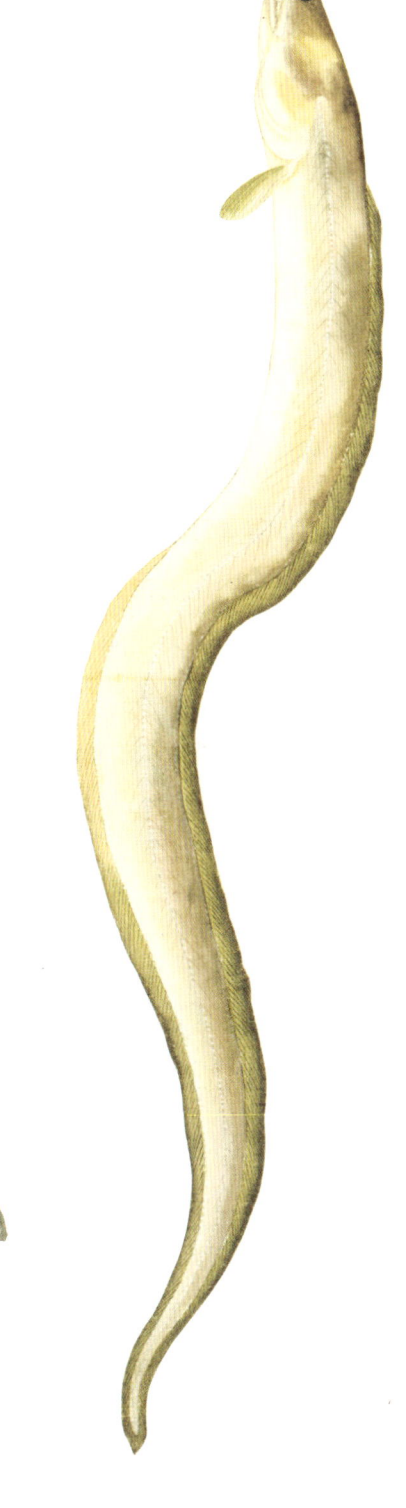

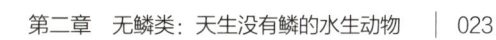

泥鳅（qiū）
能用肠子呼吸的鱼类

别名	鱼鳅
分类	鳅科，泥鳅属
习性	杂食，昼伏夜出
功效	补益脾肾，利水，解毒

泥鳅常被用于治疗小便不利、发热口渴、痔（zhì）疮、肾虚肝弱等病症，被人们称为"水中人参"。

因泥鳅的体表有黏液，身体滑滑的难以捉住，所以古人也常用泥鳅比喻奸猾狡诈之人。东汉末年有一位权倾朝野的朝臣名叫董卓，曾以莫须有的罪名处死了众多官员，又放纵士兵在城中大肆掠夺、奸淫妇女，因此被百姓厌恶，百姓便以泥鳅来形容恶毒奸猾的董卓。

民间有道名菜叫作"泥鳅钻豆腐"。泥鳅与豆腐一起下锅后，因为水热泥鳅便纷纷钻进豆腐里。关于"泥鳅钻豆腐"的来源有一个故事：古时候有一位名为邢（xíng）文明的渔夫，常年捕捉泥鳅售卖，大泥鳅卖光之后经常剩下一些不易烹饪的小泥鳅。有一天，邢文明回家时顺路买了豆腐和小葱，因小泥鳅不便处理，便将豆腐与泥鳅直接放进锅里炖煮。等到煮熟一看，小泥鳅竟然全部钻进了豆腐当中，只有尾巴留在外面。邢文明尝了一口连夸好吃，便将这个方法推荐给邻居。后来"泥鳅钻豆腐"这道菜便渐渐在民间传开。

泥鳅，又名鱼鳅，是一种底栖鱼类。其身体呈长形圆柱状，头小，吻尖，嘴巴呈马蹄形，眼睛小，鳃孔小，背鳍短，尾鳍圆形；身体表面上部分灰褐色，下部分白色，体侧、背鳍与尾鳍上均有不规则黑色或灰白色斑点。

泥鳅一般生活于河流、湖泊、水田、沟渠（qú）等浅水淤泥环境底部，适应性较强，可以在腐殖质丰富的环境中生存，在我国大多数地区均有分布。

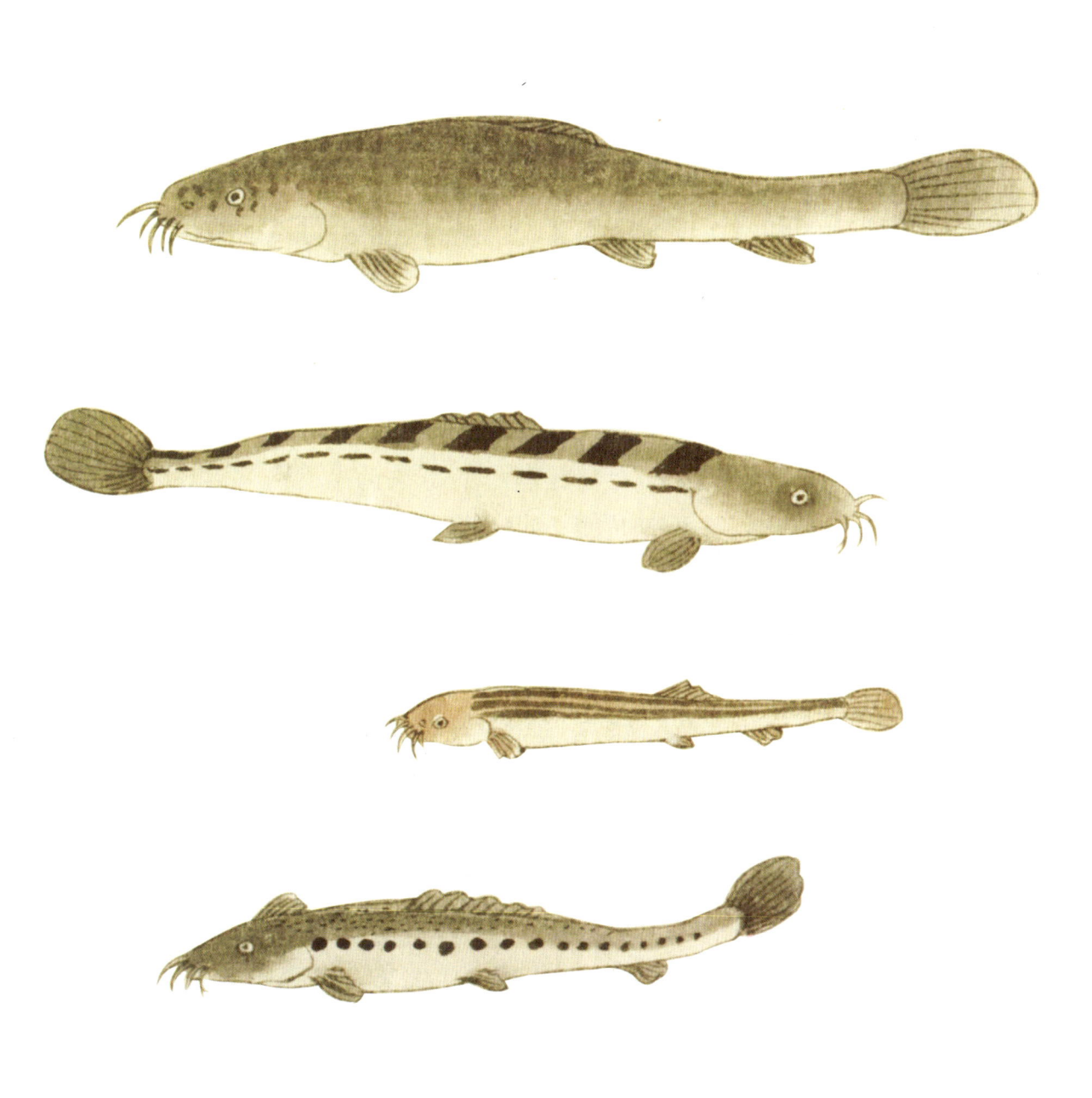

第二章　无鳞类：天生没有鳞的水生动物 | 025

河豚

有剧毒的鱼类

别名 艇巴、腊头
分类 鲀（tún）科，东方鲀属
习性 杂食，有洄游习性
功效 补虚，去湿气，理腰脚

　　河豚作为一种美味的食物，古人也十分喜爱。河豚的毒性在众多医书中都有记载。《本草拾遗》中就曾记载河豚的毒性"入口烂舌，入腹烂肠"。

　　关于河豚还有一个有趣的故事：明朝时有一个吴姓人士。有一天，有人叫他一同前往酒馆吃河豚，他欣然答应。妻子不准他去："这鱼有毒，你要是中毒了怎么办？"吴某心中十分向往河豚的美味，便说："这是别人的美意，我都答应了就不能再推脱了，就算中毒，你们用粪汁催吐不就行了。"

　　到了酒馆，宾主畅饮，又吃又喝好不痛快，但是并没有吃到河豚。夜晚，吴某大醉回家，迷迷糊糊，分不清谁是谁。大家问吴某妻子他怎么了，他的妻子误以为他吃了河豚中毒，赶忙找粪汁给吴某催吐。

　　吴某酒醒之后闻到自己一身臭气，知道事情始末之后恶心了好几天吃不下饭。

　　河豚，又名艇巴、腊头，是一种杂食性鱼类。其身体呈圆筒形，越往后越小；身体花纹不同表示种类有所不同。河豚遇敌时食道会吸入水和空气，使身体变成球形。

　　河豚主要以贝类、甲壳类及幼鱼为食，一般生活于江河等水域中层或底层，在我国江浙一带及河北、广东、广西等地均有分布。

河豚虽然鲜嫩可口、营养丰富，但是其毒性不可忽视，食用的时候要格外注意。

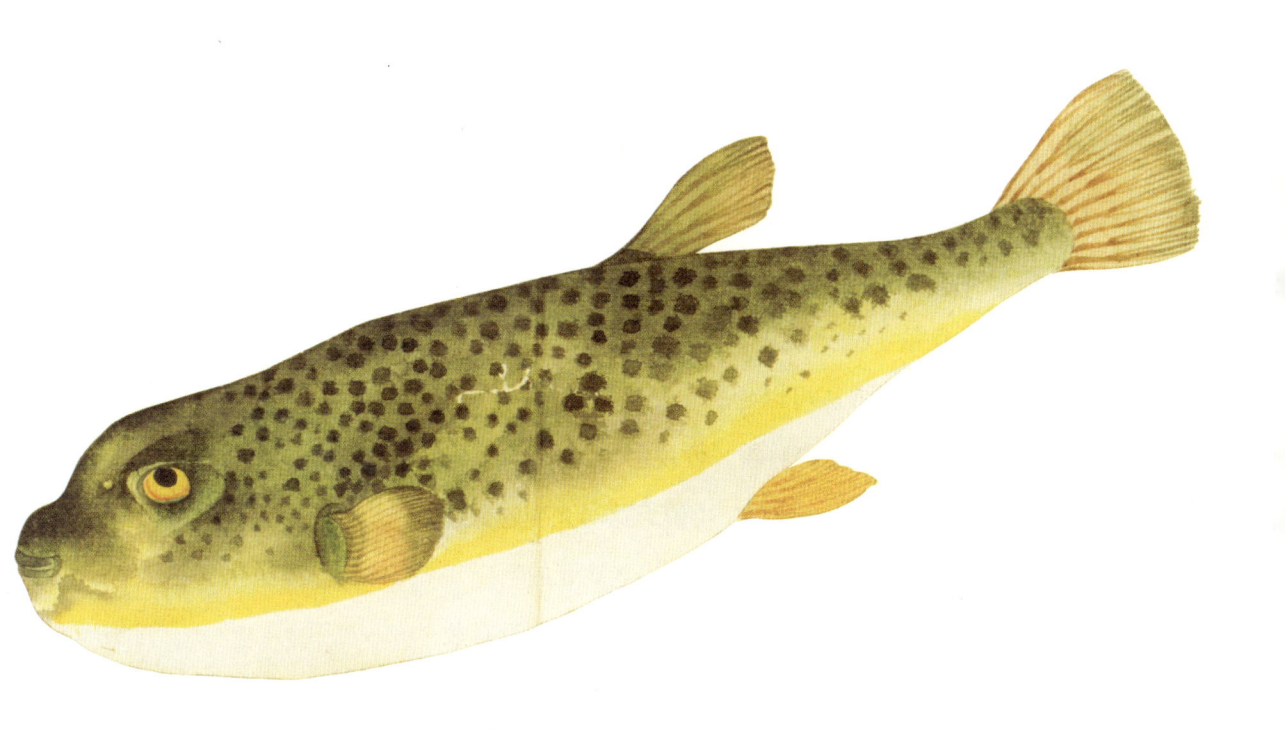

海马

长着"马头"的海洋生物

别名 龙落子、水马
分类 海龙科,海马属
习性 以小型甲壳动物为食
功效 补肾壮阳,散结消肿

相传唐朝时,有一个官家妇人长得十分美丽。妇人特别爱美,有什么美容养颜的神药她都要试一试。

随着岁月变迁,她的年龄渐渐增长,对自己的容颜越来越不自信。一天她跑到医馆问郎中:"您医术高明,有没有什么方法可以延缓女子衰老?"

郎中看妇人生得花容月貌,便说:"夫人,您已经如此美丽了,还要吃什么药呢。再说,这时光变迁又怎么是药物能够改变的呢。人总要经历生老病死的啊!"

妇人听了郎中的话沮丧地回了家,但是并没有放弃寻找容颜永驻的方法。

有一天,经常来她府上送鱼的渔夫带着一位貌美的女子被妇人碰到,妇人便随口问道:"今天带着女儿送鱼吗?我还从未见过您家姑娘呢,竟然是这样美貌,好福气!"

渔夫憨笑着回答:"我有福气是不错,不过这是我妻子,女儿在家晒鱼没来呢!"妇人再次看向夫妻二人,只见渔夫健壮黝(yǒu)黑,但是脸上有明显

海马,又名龙落子、水马,是一种小型的海洋动物。其头部呈马头状,扁平,每侧有2个鼻孔,眼睛可以分别各自向上下、左右或前后转动;身体部分由10~12个节骨环组成;吻呈管状,口小,端位,鳃孔小,全身完全由膜骨片包裹,有一无刺的背鳍,无腹鳍和尾鳍。

海马一般生活于有珊瑚礁(jiāo)的缓慢水流层,在我国各个海域中均有分布。

的皱纹，可是他妻子却容貌姣（jiāo）好，毫无岁月痕迹。

妇人惊喜地向渔夫妻子问道："夫人为何如此年轻，是有什么秘诀吗？"

渔夫替妻子答道："哪有什么秘诀，只不过她喜欢吃那海里的海马，吃的时间久了竟然不变老，我们也不知道这东西竟然有这样的奇效呢！"

妇人大喜过望，告诉渔夫："请您今后往府上送些海马。"

后来妇人就经常食用海马，几年之后她惊喜地发现，自己的容颜果然没有衰老，便更加坚信是海马的功劳。

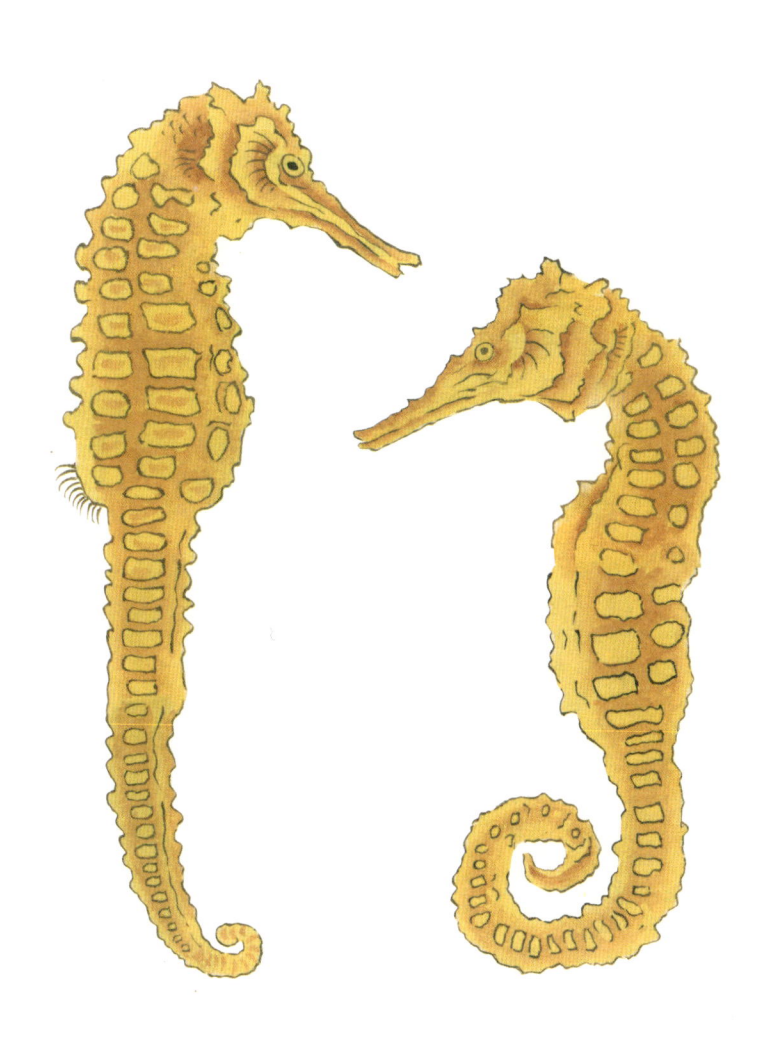

乌贼

擅长喷墨的软体动物

别名	花枝、墨斗鱼、墨鱼
分类	乌贼科，乌贼属
习性	有洄游习性
功效	养血通经，补脾益肾

《酉阳杂俎（zǔ）》中记载了关于乌贼的故事：古时候，有权有势的人身上常系有一个盛墨的袋，以便写字时取用，这个袋就叫算袋。据说秦始皇在东海附近游玩时，看到东海一片平静，毫无风浪，一时兴起便将随身携带的算袋丢进海中，后来算袋便幻化成鱼。算袋之中装有笔墨，外部有细长的带子，幻化成的鱼头部较大，触角较多，并且在遇强敌时还会喷出墨汁，因此人们就将这种鱼称作"算袋鱼"。

乌贼，又名花枝、墨斗鱼、墨鱼，是一种头足类软体动物。其嘴巴周围为10条腕，其中有8条短腕，还有2条长触腕以供捕食用，长触腕末端有吸盘。

乌贼一般生活于热带及温带沿海的浅水中，在我国东海、浙江南部沿海、福建沿海及台湾海峡以南海区均有分布。

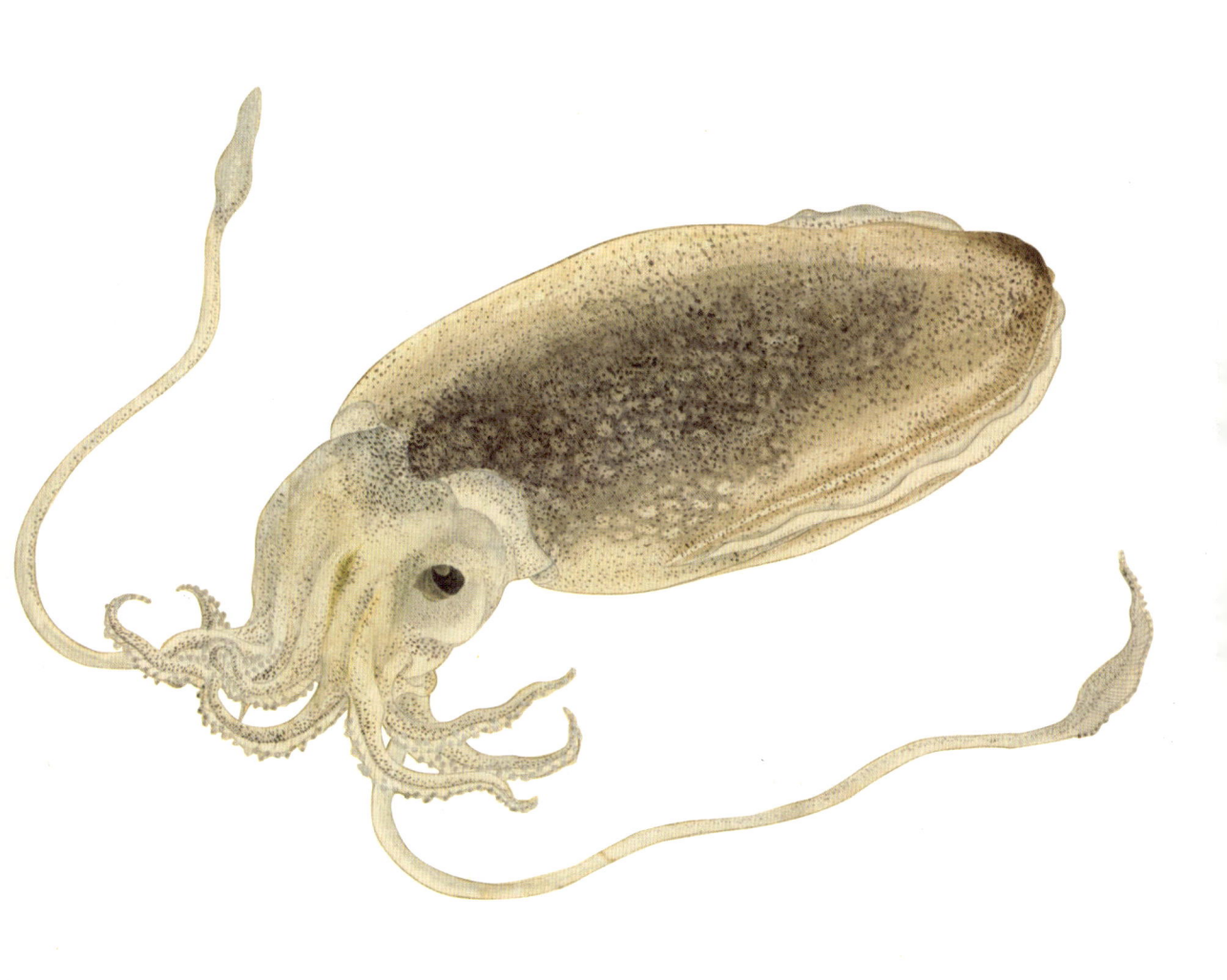

第二章　无鳞类：天生没有鳞的水生动物 | 031

蟹

横着走的甲壳类动物

别名	螃蟹、郭索
分类	节肢动物门、软甲纲、十足目
习性	肉食、穴居
功效	清热、散瘀、消肿解毒

古时候，襄阳有一个盗贼在行窃的时候不小心发出了声响，被正在熟睡的屋主发现。主人当机立断，端起房间中的生漆朝盗贼泼去。盗贼虽然被泼中眼睛，但是仍然逃走了。

盗贼逃走之后，突然觉得自己眼睛好疼，视物模糊，这才意识到自己的眼睛被生漆泼到了，顿时后悔不已。

村口的老头看到后，告诉盗贼："我知道你是小贼，但是你若保证以后不再行这偷鸡摸狗之事，我就将你的眼睛治好。"

盗贼一心只想治好眼睛，便答道："老先生，只要能治好眼睛，我保证不再偷盗！"

于是，老头找来石蟹捣碎，过滤出石蟹汁涂到盗贼的眼睛上，不一会生漆就随着汁水流出。又过了几日，盗贼眼睛全好了。他想起自己与老头的约定，便决定不再偷盗。

蟹，又名螃蟹、郭索，是一种甲壳类动物。其身体分为头胸部和腹部。头胸部背面都有甲壳保护，额头中央有触角；腹部呈扁平状，雄性腹部窄长，多呈三角形，雌性腹部较宽大。

蟹有在淡水中生活的，也有在海水中生活的。淡水蟹大都生活于山区河流的石块下方或者潮湿的泥洞当中，海水蟹则主要在近海生活。

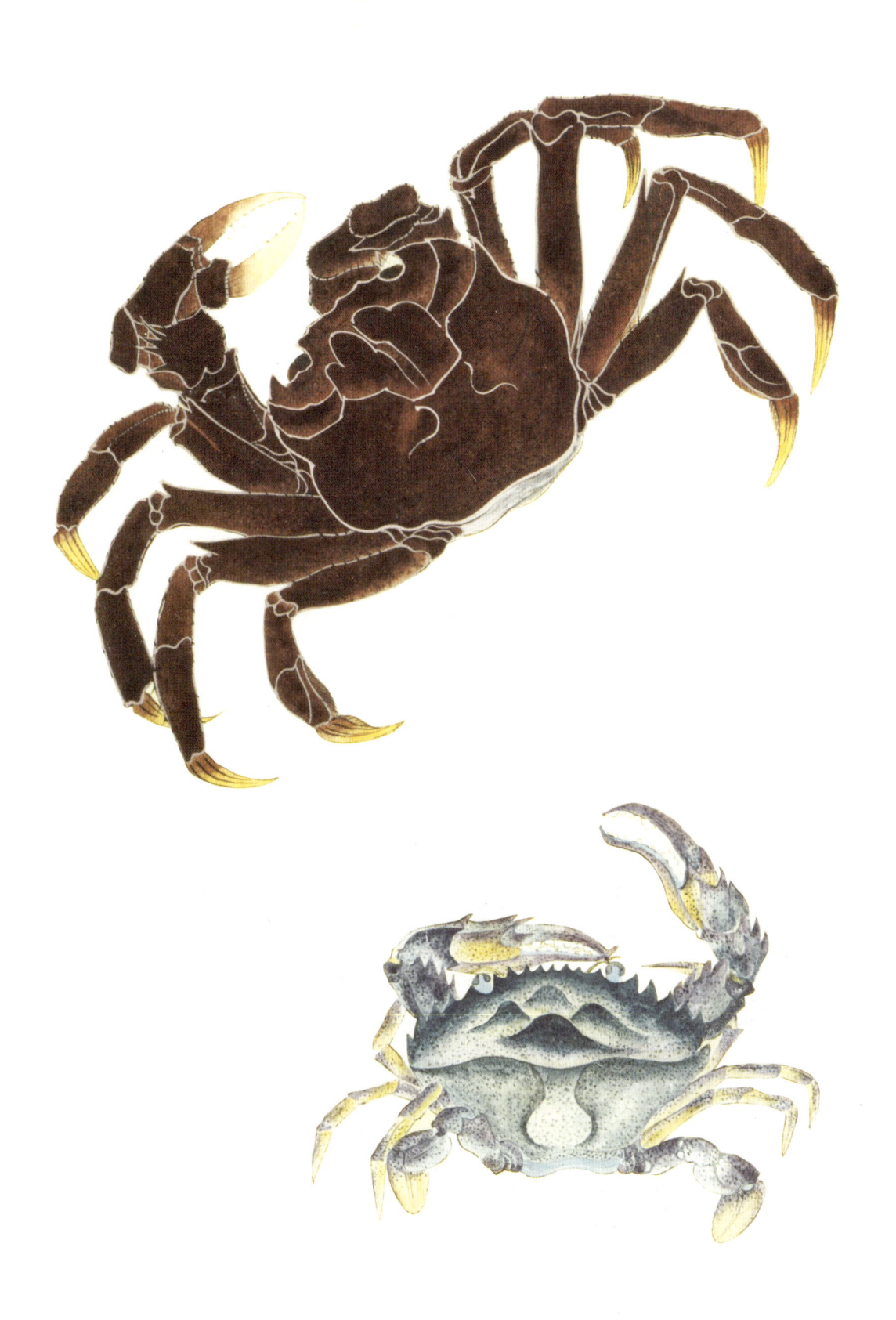

第二章　无鳞类：天生没有鳞的水生动物

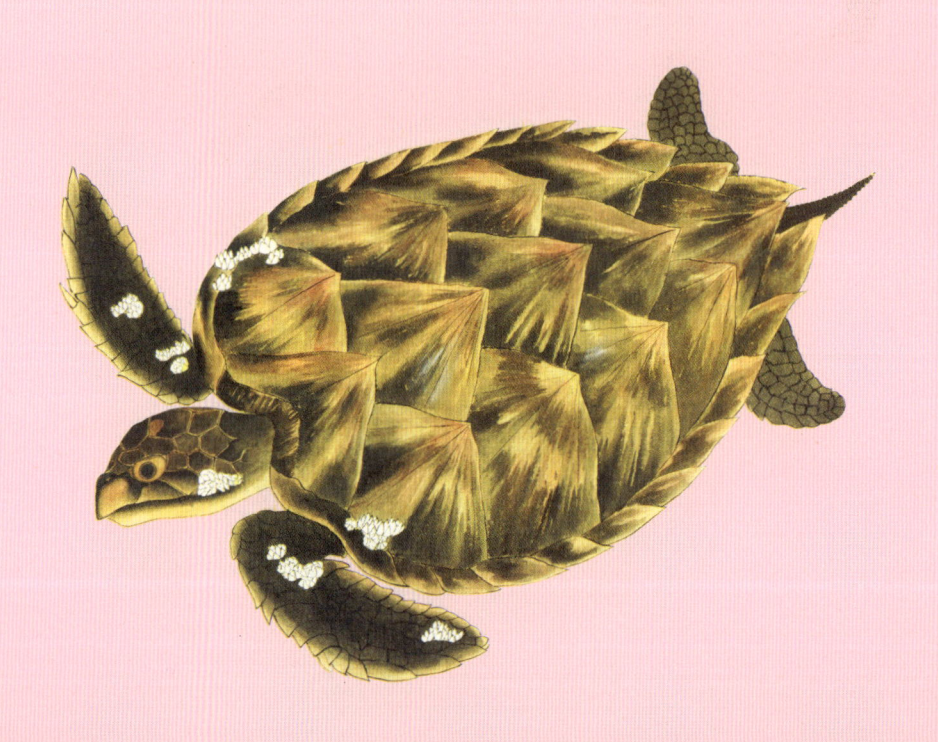

第三章

龟鳖类：背着壳的古老爬行动物

水龟
擅长游泳的龟

别名	黄喉拟水龟、石金钱龟、黄板龟
分类	龟科，拟水龟属
习性	爱晒太阳，喜食鱼虾
功效	增强体质，活血愈伤

古时候，有一男子偶然从一术士手中买得一只水龟。那术士告诉男子："这水龟可不一般，将它放在身边可以防蛇。"男子不信，但见水龟可爱，便也日日将其带在身边。

一日，他南下时路过一个小镇，住在镇上一家客栈里。当天夜里，天空突然恍如白天般明亮，空气中还有风雨的声音，并且这声音越来越大。百姓都很害怕，紧闭门窗不敢出门。

第二天一早，客栈老板问他："昨天有一个游人错杀了一条蛇，大蛇当晚来找他报仇，吓着您了吧。"男子大惑不解，心想昨晚完全无事发生，猜测是水龟的功劳，以后便更是去哪儿都带着水龟。

水龟，又名黄喉拟水龟、石金钱龟、黄板龟，是一种卵生动物。水龟头部与蛇头类似，骨甲坚硬，肩宽腰粗。

水龟生活于丘陵地带半山区的山间盆地及河流谷地的水域当中，在我国东部、南部地区均有分布。

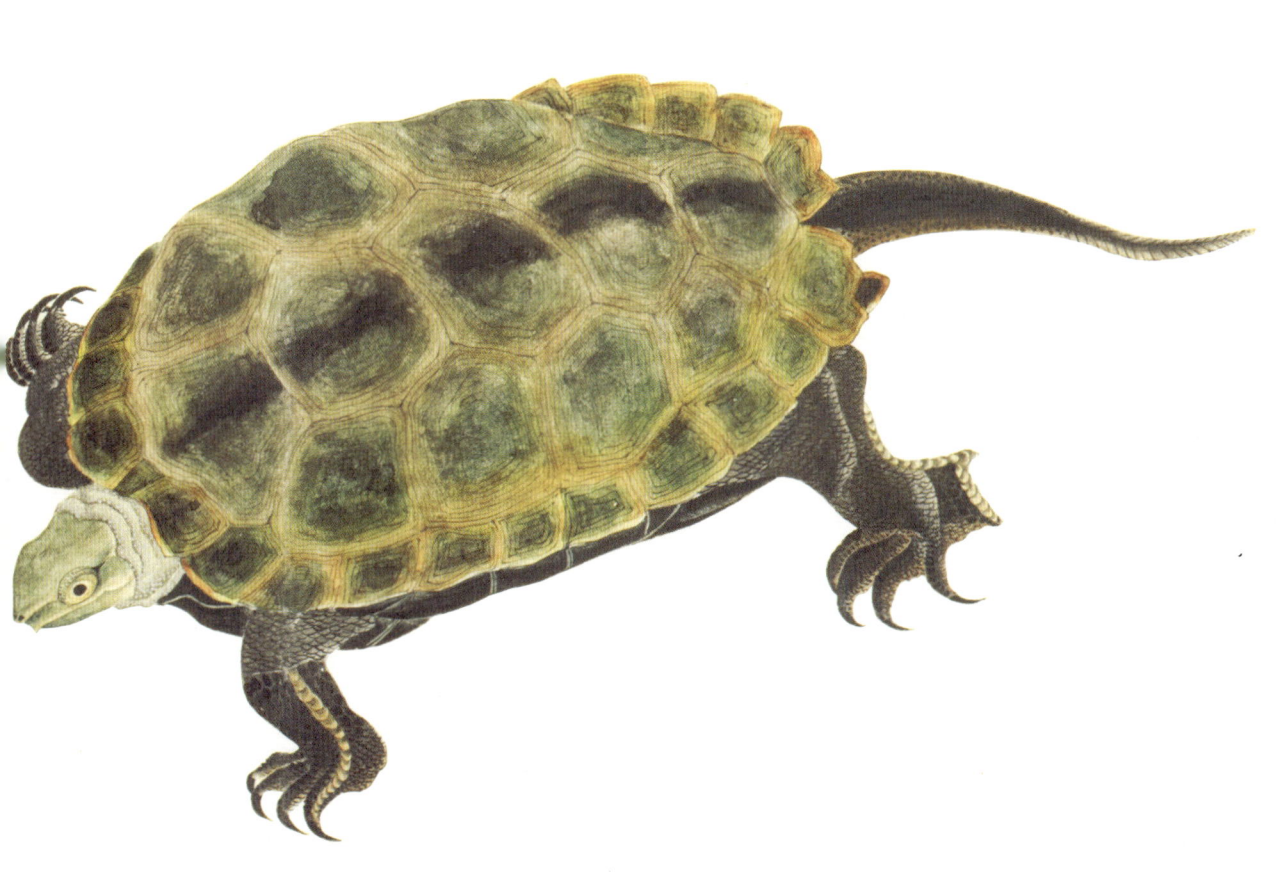

第三章 龟鳖类：背着壳的古老爬行动物

玳瑁（dài mào）
"颜值"很高的海龟

别名 十三鳞、文甲
分类 海龟科，玳瑁属
习性 肉食，适应性较强
功效 清热解毒，镇惊

古时候人们认为玳瑁能够避毒、辟邪。据说曾经有个名为卢亭的人活捉了一只玳瑁，并将这只玳瑁送给了朋友薛王。有人告诉薛王："倘若将这玳瑁的背甲揭下，玳瑁仍能生存，那么它的背甲就能避毒，并且在你遇到有毒的饭菜时，玳瑁的背甲就会自己立起来。"

薛王听后便将玳瑁的背甲揭下两片，然后将它交给仆人照料，并表示若这玳瑁还活着，就将它放生。

没过多久，玳瑁的龟甲就自行痊愈。于是薛王开心地将背甲随身携带，并且将被捉的玳瑁送回了大海。

其实，玳瑁的背甲并没有什么神奇之处，所谓背甲避毒、辟邪也是古人希望自己平安的一种心理暗示。

玳瑁，又名十三鳞、文甲，是一种肉食性动物。其体长一般能够达到0.6米，体重为45～75千克；背甲一般为棕红色且带有光泽，腹部甲片黄色，带有褐色斑块，头部、四肢背面的盾片黑色。

玳瑁一般生活于沿海的珊瑚礁、河口和清澈的潟湖等相对较浅的水域。

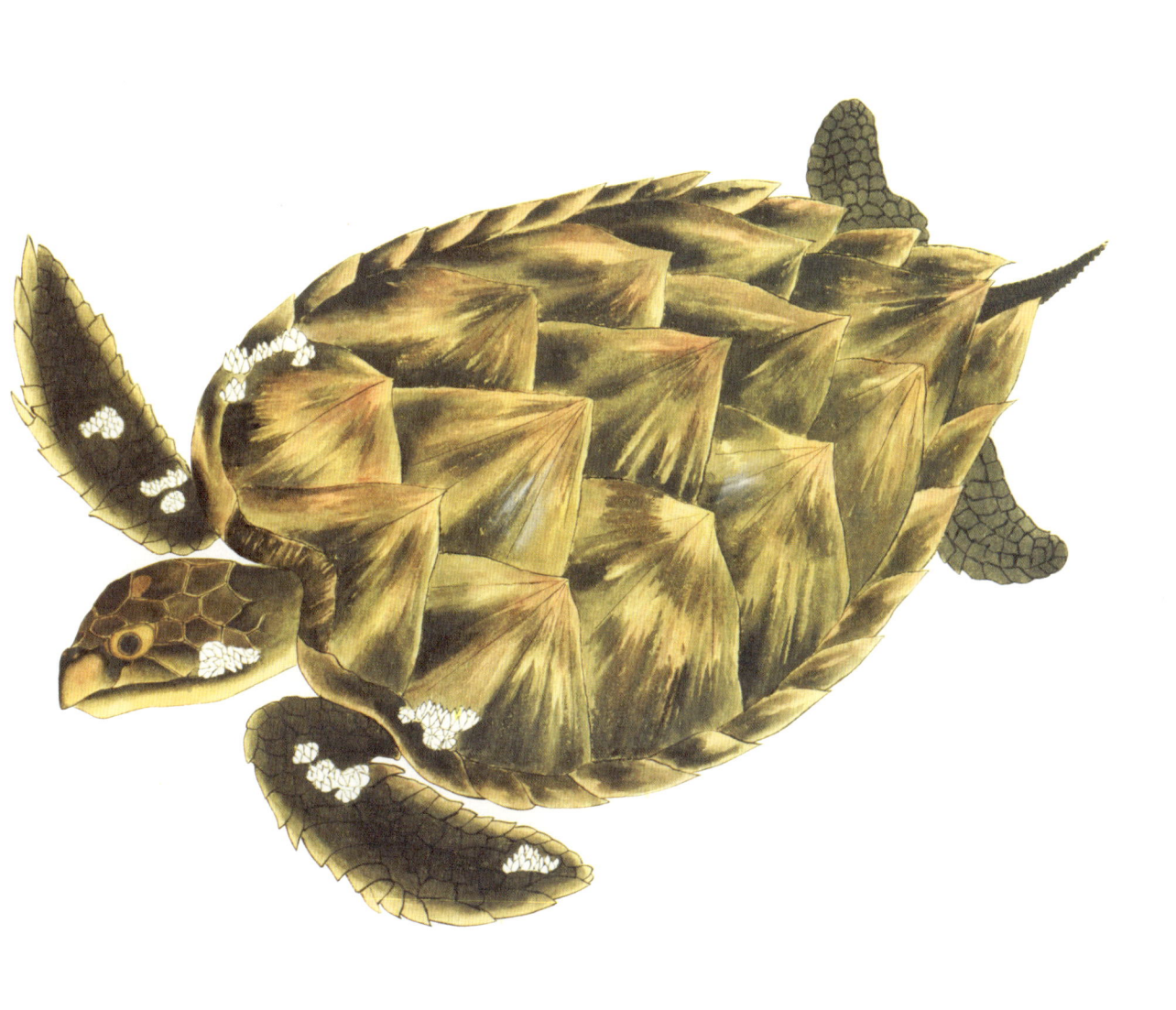

第三章　龟鳖类：背着壳的古老爬行动物

鳖

浑身是宝的龟

别名 中华鳖、甲鱼
分类 鳖科，鳖属
习性 爱晒太阳
功效 滋阴补肾，清退虚热

很久以前，有一对姓程的夫妇特别爱吃鳖，每天吃饭都要有鳖。有一天，夫妇二人路过集市，看到有个渔夫正在卖刚打捞到的河鲜，其中就有一只特别大的鳖。二人随即将鳖买下，回家之后嘱咐家中的婢（bì）女将鳖送到厨房。

婢女看到鳖双目含泪，顿时心生不忍，于是将鳖放生到了程家后花园的池塘，并告诉夫妇二人："老爷太太，方才我去挑水，没一会儿工夫回来就发现鳖不见了。"夫妇二人听后十分生气，就惩罚婢女三天不能吃饭。

第二天，婢女就生了病。夫妇二人见状就让她在后院自生自灭。

晚上，婢女气息微弱，眼看大限将至。忽然，她床边出现了一个不明物体，它将泥水涂抹在婢女身上便消失了。婢女逐渐不再发烧，没过几天竟然痊愈了。

婢女将自己的经历告诉夫妇二人，二人都表示

鳖，又名中华鳖、甲鱼，是龟鳖目鳖科爬行动物。成年鳖头部较大，眼睛小，脖颈长；后背呈圆形，表面为柔软的革质皮肤，腹甲平坦；背部多为青灰色和橄（gǎn）榄（lǎn）色，腹部多为乳白色或灰白色。

鳖一般生活在江河、湖泊、池塘、水库等水流较为平缓的淡水区域，适宜生活水温为27～28℃，气温低于15℃时鳖会停止进食，而后冬眠。

这是天方夜谭，婢女痊愈全仰仗自己身体好。婢女再三解释后院确实有"神明"出现，于是夫妇二人决定前往后院一探究竟。

二人晚上偷偷藏在后院，果然发现有不明物体出现，就前往追赶，想看看到底是何方神圣。等追到才发现原来是消失的鳖，于是相信婢女所说的"神明"就是鳖。从那以后，二人再也不敢吃鳖了。

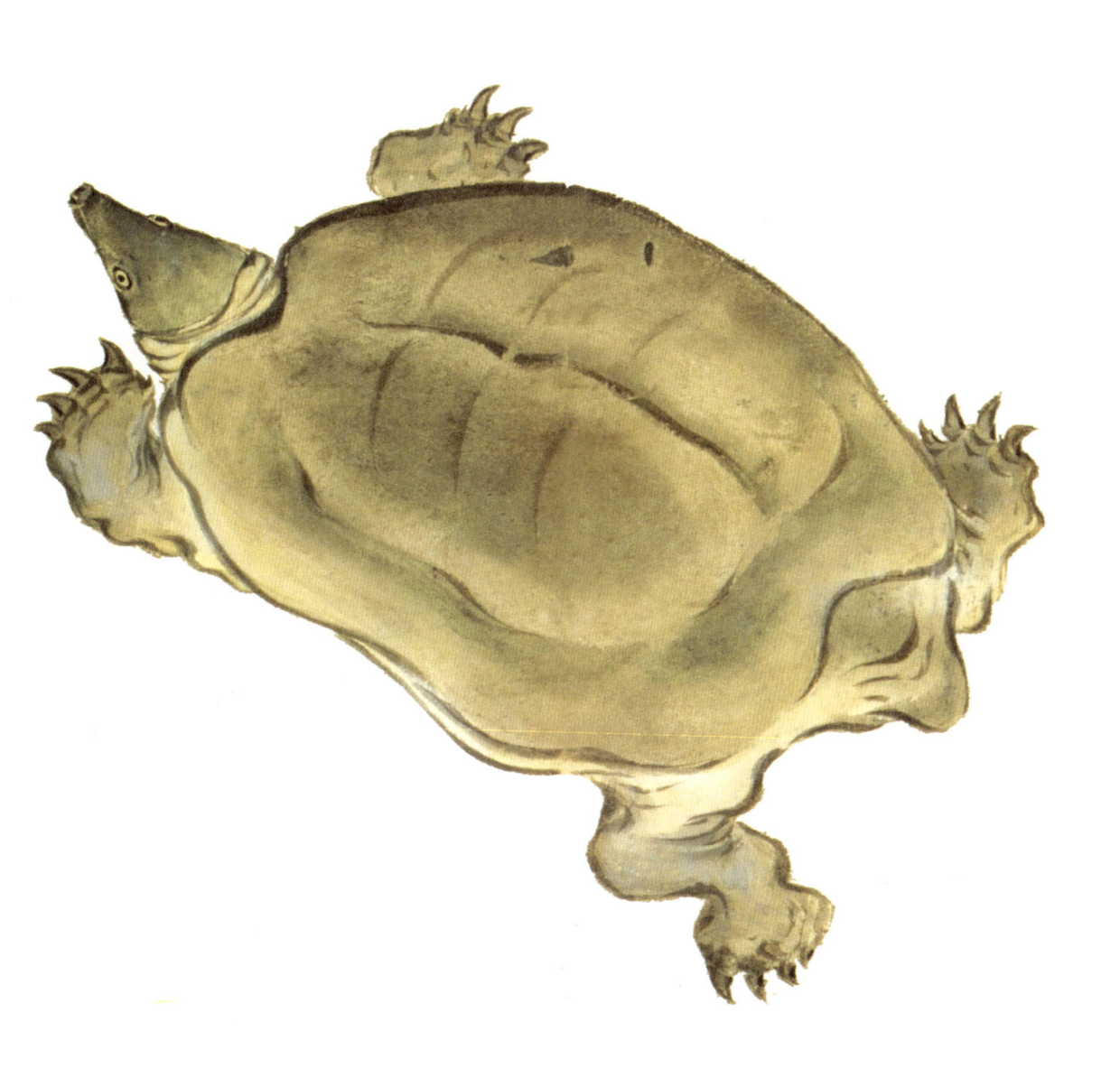

鼋（yuán）
能用皮肤呼吸的爬行动物

别名	蓝团鱼、银鱼
分类	鳖科，鼋属
习性	代谢慢，耐饥饿能力强
功效	清热解毒，滋阴潜阳

相传，朱元璋与陈友谅在鄱阳湖交锋时，朱元璋不幸被击落水中。

将士们下水寻找不见朱元璋踪迹，将领便下令先撤退。撤回军营之后的将士们发现朱元璋竟然已经回来了，一问才得知，落水之后他被一只巨鼋救了。

朱元璋告诉将士们："巨鼋救我性命，我万分感激，要不是有它相助，我今日已经命丧黄泉了。今日我在此立下誓言：等到我登大宝之时，将封鼋为王，用千秋万代的香火供奉这鼋。"

之后，朱元璋终于成为皇帝。他依旧记得当时巨鼋的救命之恩，便下令在鄱阳湖扩建庙宇，并赐名"鼋将军庙"，不久后改名为"定江王庙"。

鼋，又名蓝团鱼、银鱼，是淡水龟鳖类中体形最大的一种，体长80～120厘米，体重50～100千克。其没有龟类的外壳，浑身都被柔软的皮肤覆盖；头部宽而扁平，身体呈扁平圆形；背部褐黄色或褐绿色，头部、腹部、尾巴、后肢均为黄灰色。

鼋主要以螺、蚬（xiǎn）、蚌、鱼、虾等为食，大都在夜晚觅食，一次进食通常吃重量为体重5%的食物，而后半月可不再进食。

鼋一般生活于江河湖泊的底层，行动较为迟缓，善于钻泥沙。现存的鼋在我国浙江、广东、云南等地有所发现，在其他地区基本灭绝。

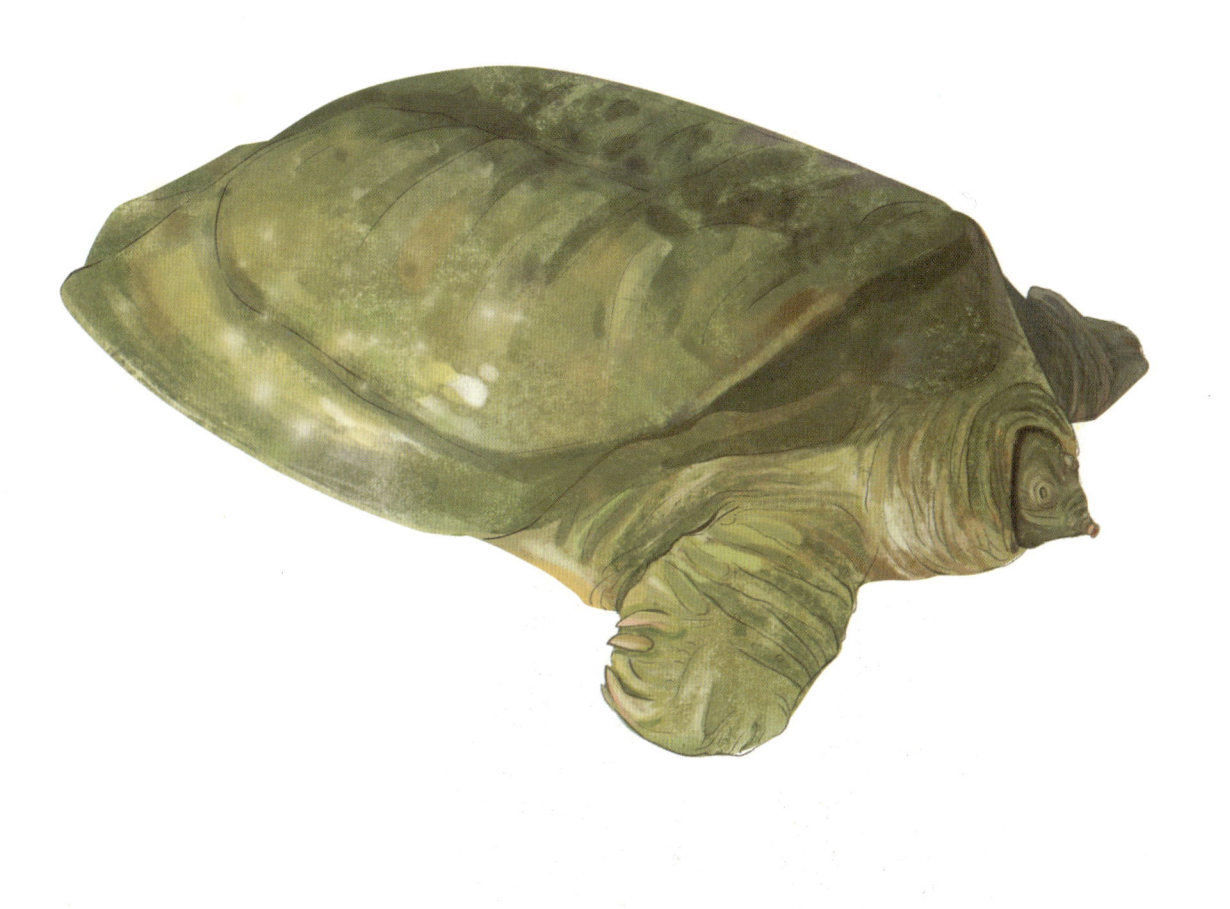

第三章　龟鳖类：背着壳的古老爬行动物

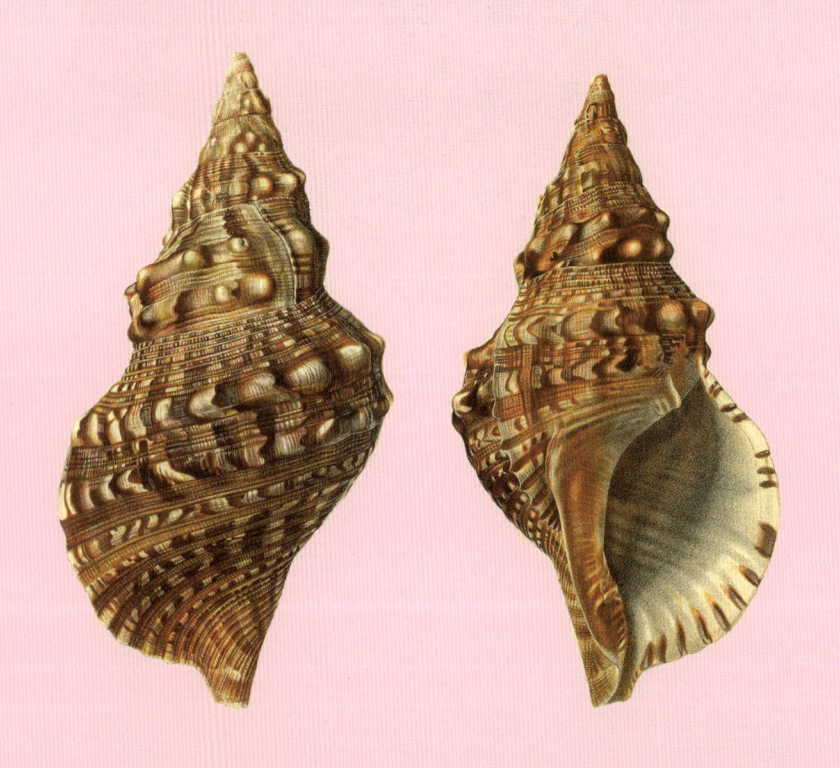

第四章

贝类：体软壳硬的软体动物

蚌

利用水流进食的软体动物

别名 河蚌、小呙（guǒ）池

分类 珠蚌科，无齿蚌属

习性 身体很柔软，活动能力很弱

功效 除湿，明目，化痰消积

很久以前，南河边住着一群辛劳的村民，均以捕鱼为生，家家户户都早出晚归。

有一天，村里忽然来了一队官兵，告诉村民们十天之内必须缴一箱白银给官府，不然就不能再在这里生活。村民们听后怨声载道，捕鱼的收入只够维持基本的生活，哪里还能攒下余钱，更何况是这样一大笔白银！

村里的少年王小二从父母那里听说了这个消息。为了能够守护好自己的家乡，他带着一群伙伴自行踏上了捕鱼的渔船。可是王小二他们经验不足，很快就迷了路。

大家都很后悔："早知道就不自己来了，这下好了，钱没挣到，还迷路了。"

王小二镇定下来，告诉大家："我们今天来是为了能够给村里做一些贡献，那些官兵要白银，咱们的父母哪里有白银交给他们？咱们现在迷路，不代表不能找到回家的方向啊！先把鱼打上来，再想回家

蚌，又名河蚌、小呙池，是一种生活在淡水中的软体动物。其一般呈椭圆形或圆形，蚌身两壳之间以闭壳肌相连，壳身光滑、易碎，一般以瓣状鳃为呼吸器官。

蚌一般生活在淡水中，有喜爱在泥沙中生活的，也有喜爱在流水中生活的，在我国广泛分布。

的事！"

小伙伴们听完也都觉得自己放弃得太早，便手忙脚乱地将渔网撒进河里。半个时辰过去了，渔网还是没有动静，他们决定先捞出渔网看看原因。

只见渔网中只有三个拳头大小的蚌。他们将蚌壳打开，竟然发现了三颗雪白的珍珠。这时候忽然有一个声音响起："孩子们，你们的孝心太感人了，为了帮助你们渡过难关，我就将家族收藏了十年的珍珠送给你们，让你们解决燃眉之急。"

大家开心极了。突然，一阵迷雾飘来，挡住了大家的视野。等到迷雾散开，他们竟已回到岸边。有了珍珠，村里顺利解决了这次麻烦。

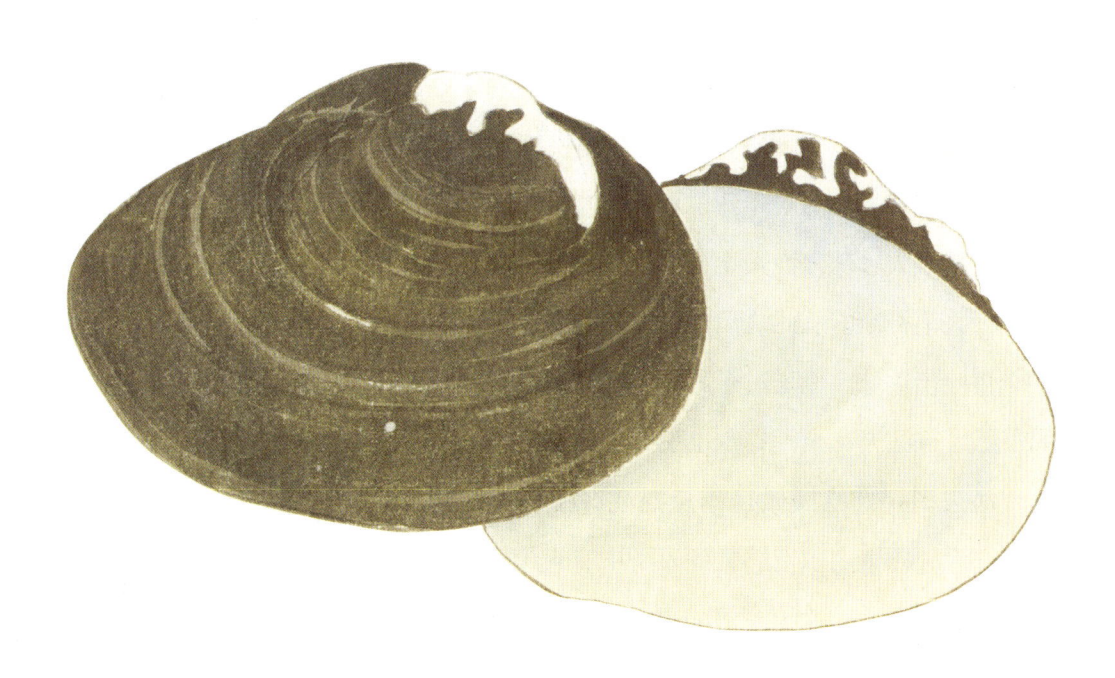

蛤蜊（lí）

滩涂养殖的主要经济贝类

别名	蛤
分类	帘蛤目，蛤蜊科
习性	被动滤食，生长速度较快
功效	滋阴，利水，化痰

很久以前，海岸边居住着一个以捕鱼为生的男子。有一天男子捕鱼回家时，看到岸边竟然有一个巨大的蛤蜊。他将蛤蜊握在手中查看，发现这蛤蜊的外壳似乎是被什么东西打碎了。因为这么巨大的蛤蜊他从来不曾见过，便将它带回家中饲养。

一年过去了，蛤蜊的外壳竟然慢慢恢复。有一天，渔夫忽然发现养着蛤蜊的石盆当中竟然有一颗泛着银光的巨大珍珠。渔夫十分欣喜，将珍珠卖掉后获得了一大笔财富。从此之后他便不再捕鱼，每天盼着蛤蜊再吐出珍珠。但是过了好几年，那颗珍珠换来的财富已经被渔夫花光，蛤蜊也没有再吐出珍珠来。

渔夫多年好吃懒做，作息混乱，慢慢就疾病缠身。一天，睡梦之中他感觉到屋子中有人走动，睁开眼睛一看竟然是一个女子正在熬药。女子见他醒来，便说："我是你救的那个蛤蜊，为报恩便吐出几十年才形成的珍珠来报答你，没想到你竟然贪得无厌，还想要更多的珍珠。今日我再救你一命，从今往后你好

蛤蜊，又名蛤，是一种生活在浅海的软体动物。其上下两个贝壳等大，呈三角状卵圆形或卵圆形；外壳质地薄脆，表面光滑并且长有同心生长纹，壳顶突出、前倾，壳顶边缘有一个外韧（rèn）带，另有一个韧带槽，两层中间有内韧带。

蛤蜊主要分布于我国辽宁、山东、浙江等地。不同种类的蛤蜊繁殖季节不同，我国辽东地区的蛤蜊一般在7月、8月繁殖。

自为之。"

　　渔夫喝了女子熬的药睡着了，第二天起来真的痊愈了。他急忙跑到石盆边，发现蛤蜊已经消失。为了生活，渔夫再次过上了捕鱼的日子。

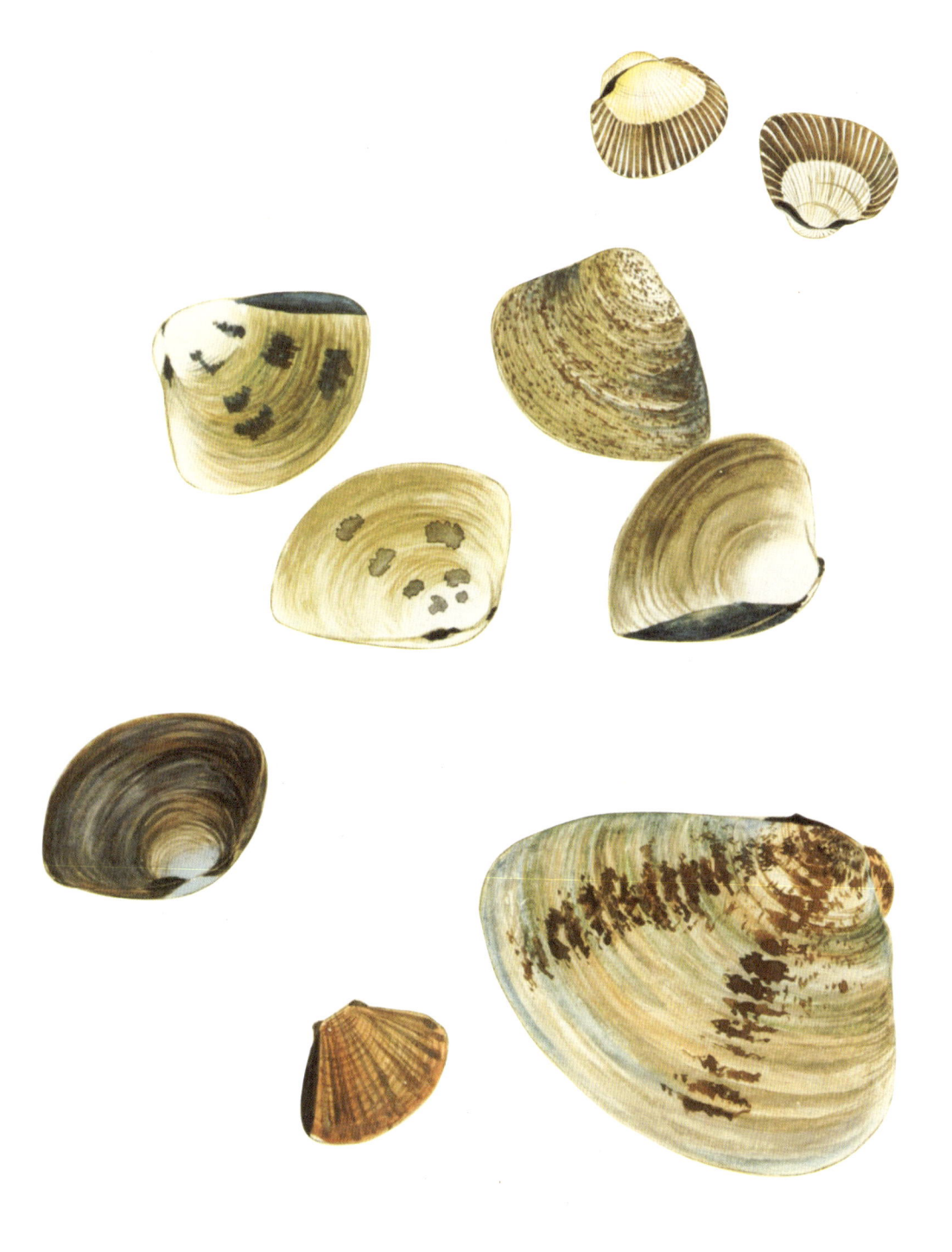

海螺

营养丰富的软体动物

别名 峨（é）螺、凤螺
分类 狭舌目，骨螺科
习性 活动较慢，以微小生物为食
功效 清热明目

清朝时有一个名为叶天士的名医曾经遇到过一个久治不愈的哮（xiào）喘病人。叶天士用尽治疗哮喘的药物也无法治好这个病人。一天，叶天士的另一个病人在找他看病的时候提到一个老和尚医术高明，很多患疑难杂症的病人都是经老和尚治愈的，但是老和尚年事已高，已经不再为人看病了。

叶天士向来好学。他打听到老和尚的住处后便孤身一人前往求学，临走之前还给那位哮喘病人说等他学成归来定要将他的病症治愈。来到寺庙后，叶天士每天砍柴、挑水，毫无怨言，老和尚看他诚心向学，便将自己的医术倾囊相授。

几年之后叶天士学成归来，立刻找到哮喘病人。他将海螺外壳研磨成粉，又加上多种以前使用过的药材给病人冲服，多次之后，病人果然痊愈。

海螺，又名峨螺、凤螺，是一种腹足类软体动物。其外壳厚而坚硬，一般为黄色或褐色，壳高可达10厘米，一般边缘轮廓略呈正方形；螺壳内部为杏红色或灰黄色；螺肉颜色以白色或黄色居多。

海螺一般生活于暖而浅的海域，在我国山东、辽宁、河北等地分布。

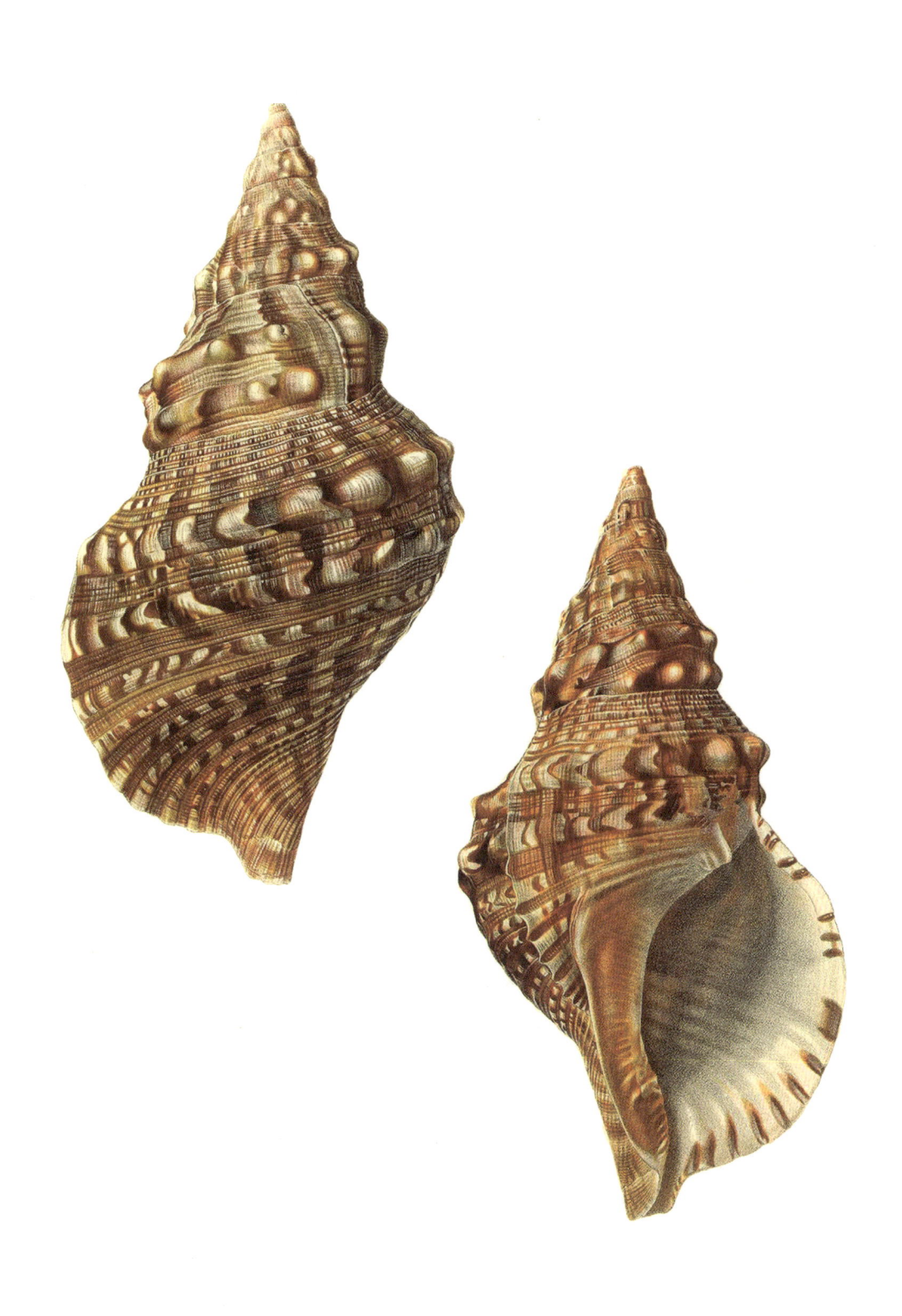

第四章　贝类：体软壳硬的软体动物

田螺

深受人们喜爱的软体动物

别名	螺坨
分类	田螺科，圆田螺属
习性	杂食，喜在夜间活动
功效	清热止渴，明目

相传在晋朝，有个叫谢端的人，父母早逝，自小被邻居收养。谢端为人礼貌谦逊，严守礼法制度，并且每日早出晚归，努力耕作。

有一次谢端干完农活回家，在田间小道上发现了一个巨大的田螺。因为从未看到过这样大的田螺，谢端便将田螺带回家中悉心照料。奇怪的是，自从捡到田螺之后，谢端每每耕作归来，桌上总有烧好的饭菜。谢端便问邻居有没有到他家帮他做饭，可是并不是邻居做的。

这么过了十几天之后，谢端决定看看到底是谁在为他做饭。于是这天他早早离开家前去耕种，等到下午太阳未落山便回到家中。他在篱笆墙外看到家里有一个女子在为他做饭。

谢端冲进屋问女子："你是什么人？为什么要给我做饭？"

女子见无法脱身，便回答："我是你拾回来的田螺，为感谢你的照料，便为你做饭。如今你已经发现

　　田螺，又名螺坨，是一种在淡水中生活的软体动物。其外壳呈螺旋形，壳体较薄，外壳的颜色各有不同，由黄绿色到黄褐色不等；壳身内部为灰白色，壳底较大。

　　田螺耐寒，怕热，最佳生活水温为25℃，水温过高会引起田螺死亡，水温过低时田螺会潜入泥沙中冬眠。

我的存在，我就不能再在你的家里停留了。我在米坛中灌满了稻米，今后你可以常年取用。"

女子说完便消失了。谢端走近一看，田螺也不见了。

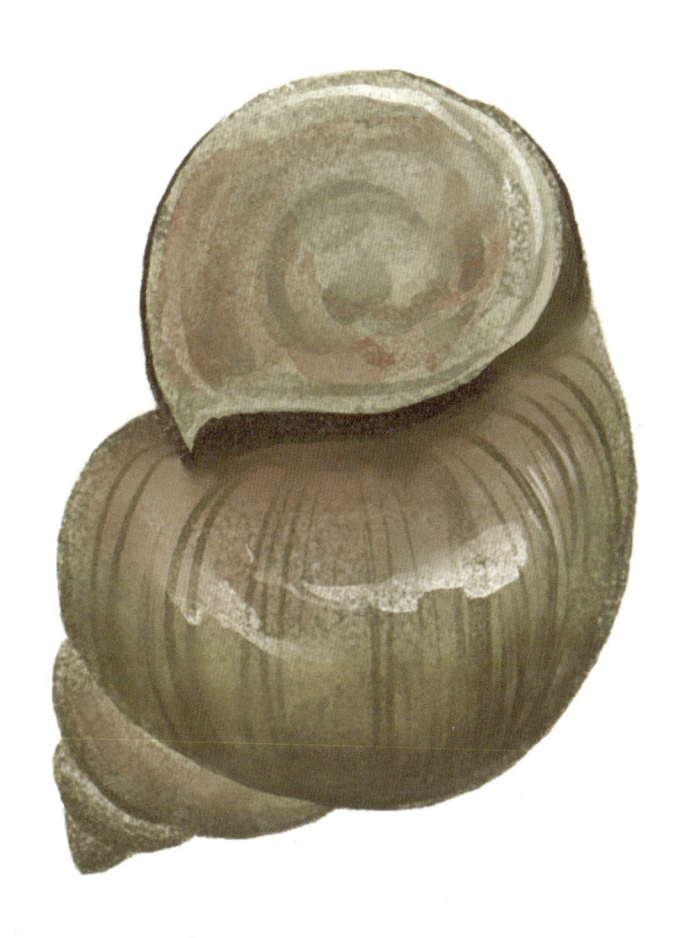

牡蛎（mǔ lì）
含锌量高的软体动物

别名 蛎黄、海蛎子
分类 珍珠贝目，牡蛎科
习性 过滤取食，抗逆性强
功效 敛阴，潜阳，止汗，化痰

北宋著名的诗人苏轼特别爱吃牡蛎。当年他被贬惠州，途中他的朋友请他吃过一顿牡蛎宴，从此他就爱上了牡蛎。

之后，62岁的苏轼又被贬到海南。他心中除了有被贬的愤懑（mèn），还有一些兴奋。因为海南盛产牡蛎，他再也不用担心吃不到牡蛎了。

苏轼刚安顿好，就有人给他送来一筐牡蛎，他便亲自下厨做了一道牡蛎饭，并且夸赞道："肉与浆入水与酒并煮，食之甚美，未始有也。"

他还告诉自己的儿子苏过："可不敢把这消息传出去，万一被其他人知道了，又该有一群人来这海南跟我们分享这样的美味了！"

牡蛎，又名蛎黄、海蛎子，是一种双壳贝类，是珍珠贝目牡蛎科软体动物的统称。其两个贝壳形状不同。上壳一般较小，中间凸起，呈暗灰色；下壳一般较大，壳身较为扁平、光滑。贝壳的内部一般比较光滑，呈白色。牡蛎进食时两壳张开，以壳内纤毛将海水引入壳内，并且将海水中的微小生物过滤出来食用。

牡蛎一般生活于温带或热带的沿海水域，在我国沿海地区均有分布。

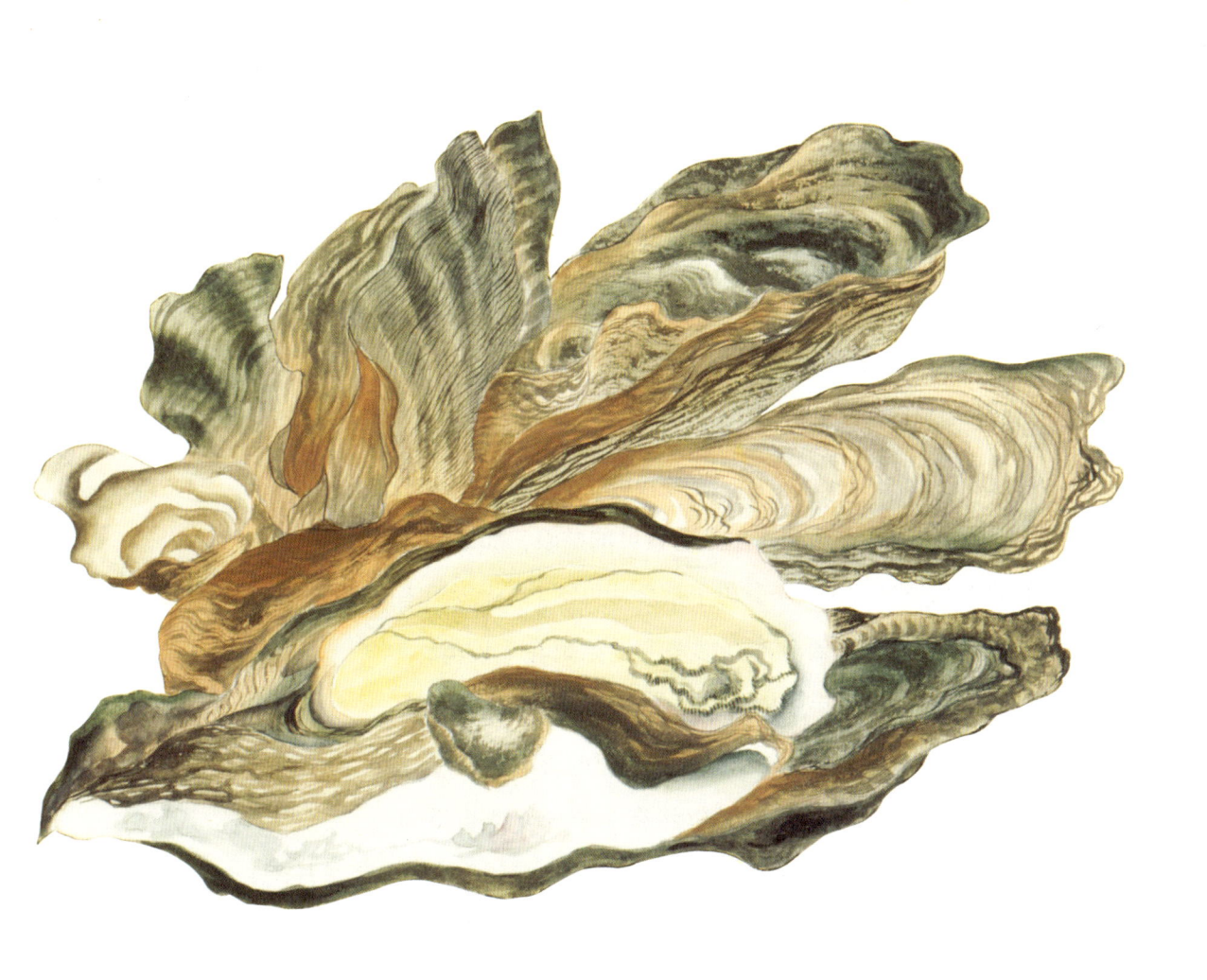

紫贝

能镇惊安神的软体动物

别名	阿文绶(suí)贝、文贝、砑(yà)螺
分类	中腹足目，宝贝科
习性	昼伏夜出，雌雄异体
功效	镇惊安神

　　从前，有一个正直勇猛的男子一心想要寻找一个善良美丽的姑娘作为妻子，他向山神许下了这个愿望。

　　山神交给他一个紫贝，并且告诉他："你去东边山脚的海边，如果遇到手里拿着紫贝的姑娘，那么她就是你要寻找的人。"于是男子带着紫贝踏上了旅途。

　　他来到海边，看到有众多美丽的姑娘在采贝类，但是却没有一个人手中拿着紫贝。他挨个询问这些姑娘是否拥有紫贝，但是都没有得到满意的答案。

　　有一天他打听消息时，忽然有一个老婆婆告诉他：最东边的渔船里住着一个孤儿，她家有一个紫贝。男子听后立刻赶往渔船，发现一个脖子上戴着紫贝项链的姑娘正在弯腰捡贝壳。

　　他走到姑娘面前，礼貌地问她："你好，能否把你的紫贝借我看看？我正在寻找一个人，我觉得那个人可能就是你！"

　　姑娘虽然一脸疑惑，却还是将项链摘下交给男

　　紫贝，又名阿文绶贝、文贝、砑螺，是中腹足目宝贝科软体动物的统称。其呈长卵形，贝壳表面光滑，背部褐色，布有不均匀的星状环纹和纵走而间断的褐色点线花纹；壳身两侧灰褐色，可看到紫色斑点；贝壳内部紫色。

　　紫贝一般生活于低温潮湿的岩石之下，在我国一般分布于福建、台湾、广东等地。

子。男子将自己手中的紫贝与姑娘的拼合在一起，紫贝立刻散发出耀眼的紫色光芒。男子确定姑娘就是他要找的人，便决定在此地定居，用心与姑娘相处。几年后，两人最终走到了一起。

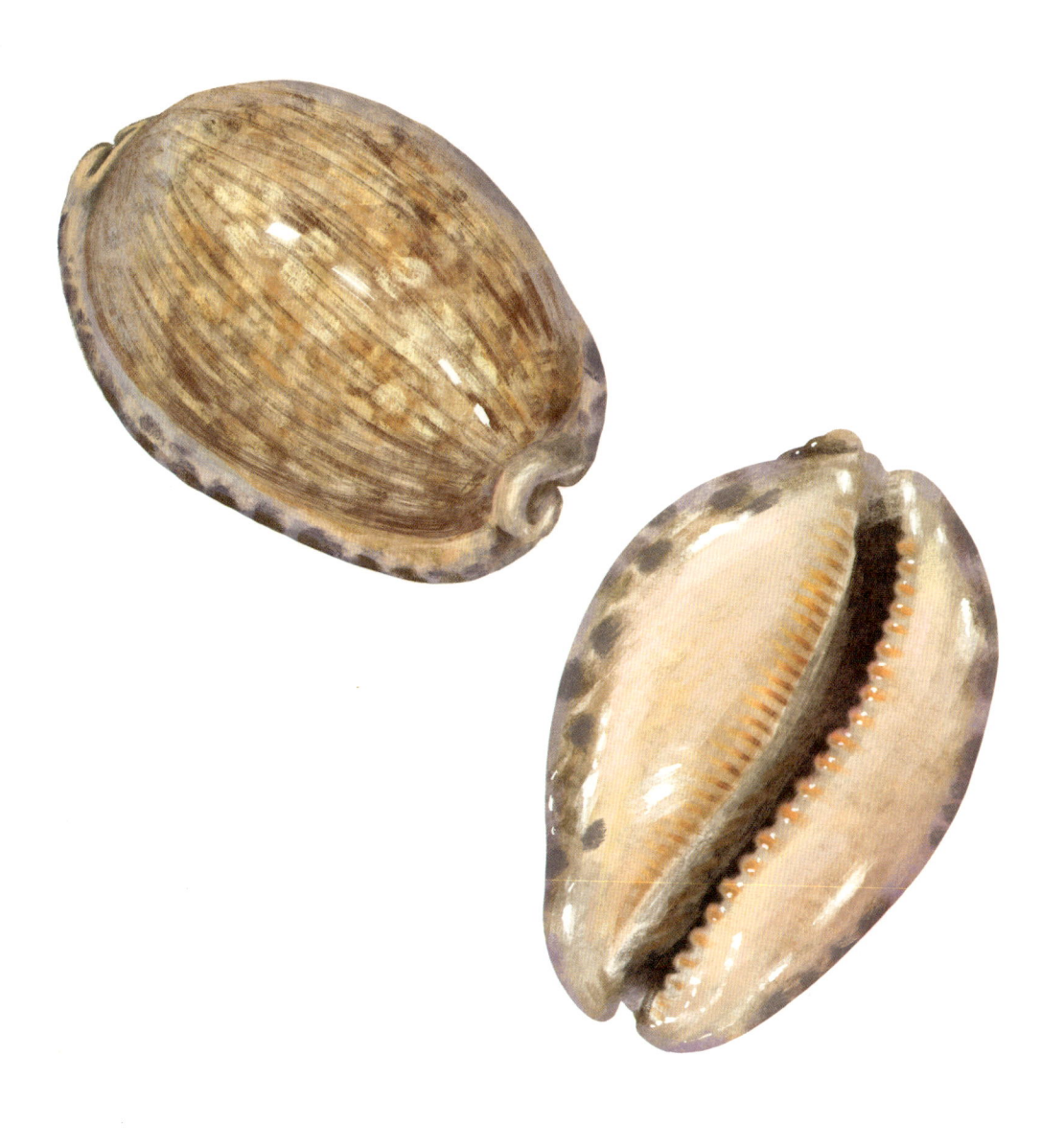

砗（chē）磲（qú）

双壳类中个体最大的贝类

别名 巨蛤

分类 砗磲科，砗磲属

习性 与虫黄藻共生

功效 安神，解毒

商末，昏庸无道的商纣王听信谗言，将贤明的西伯侯姬昌囚禁于羑里。姬昌胸怀大志，心系天下百姓，却无端遭受此难，天下仁人志士无不痛心疾首。

姬昌的好友散宜生更是心急如焚，寝食难安。他深知若不尽快营救，姬昌恐有性命之忧。于是，散宜生踏上了漫长而艰辛的营救之路。他四处奔走，遍访奇珍异宝，希望能找到能打动纣王的东西。

终于，他听闻江淮之浦有大贝，形状特别，极为罕见。散宜生不辞辛劳，历经千辛万苦，寻得这珍贵的大贝。此贝贝壳硕大，纹理独特，在阳光下散发着神秘的光泽，正是极为少见的砗磲。

散宜生带着砗磲，又搜罗了不少宝物，一并献给纣王。纣王看到这从未见过的砗磲，眼中顿时闪过贪婪的光芒。散宜生趁机进言，表达了文王对纣

砗磲，又名巨蛤，是世界上最大的双壳类软体动物。其外壳坚硬，壳身呈不明显的三角形，颜色鲜艳，表面有似车轮轧过的痕迹；壳外边缘形如波浪，壳顶部弯曲，颜色为灰色。

砗磲一般生活于热带的珊瑚礁区域，喜生长在阳光充足处，适合生活于水温20～31℃的水域，并且能够利用贝壳的共生藻虫皇藻进行光合作用，在我国主要分布于南海各个岛屿。

王的忠心，恳请纣王释放姬昌。纣王被砗磲的魅力所惑，当场答应了散宜生的请求。

就这样，散宜生凭借着智慧和勇气，用珍贵的砗磲成功救出了姬昌，为日后周朝崛起、商朝覆灭埋下了伏笔。

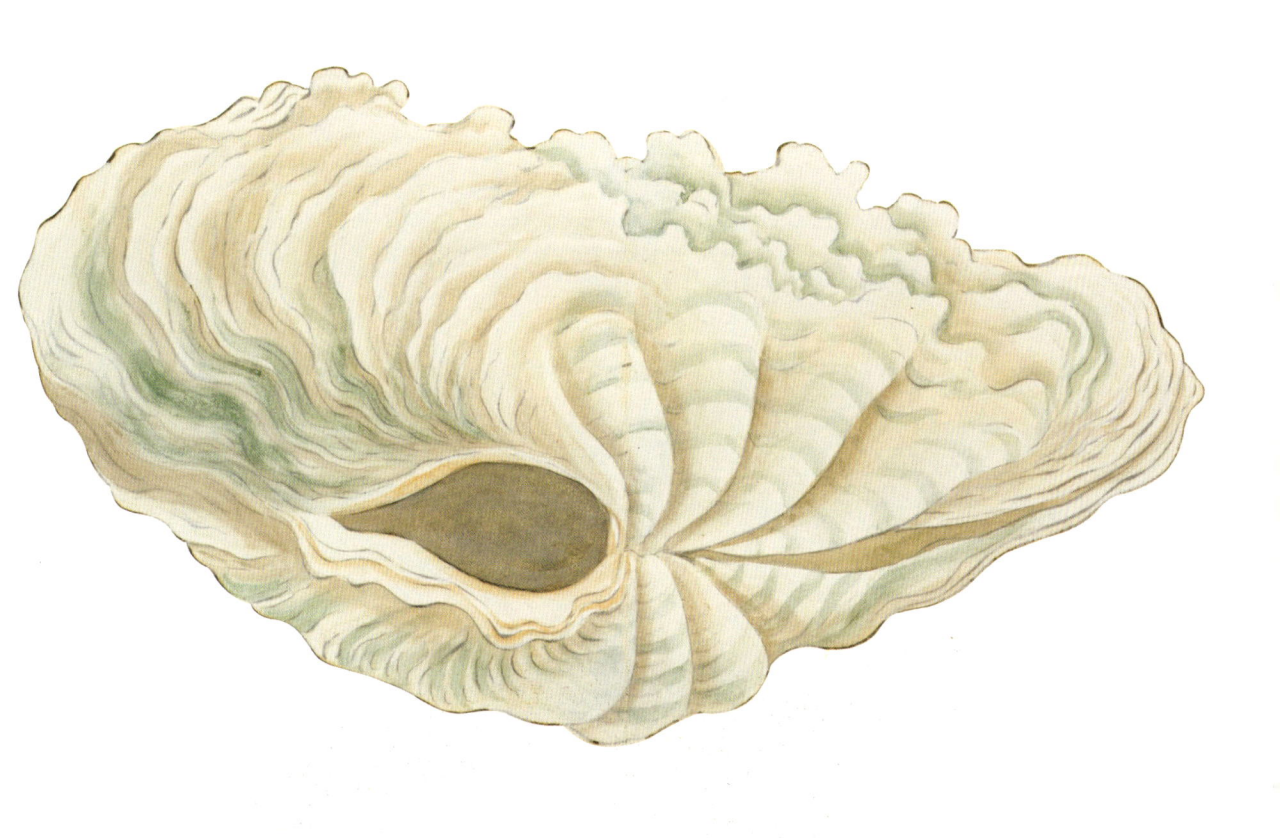

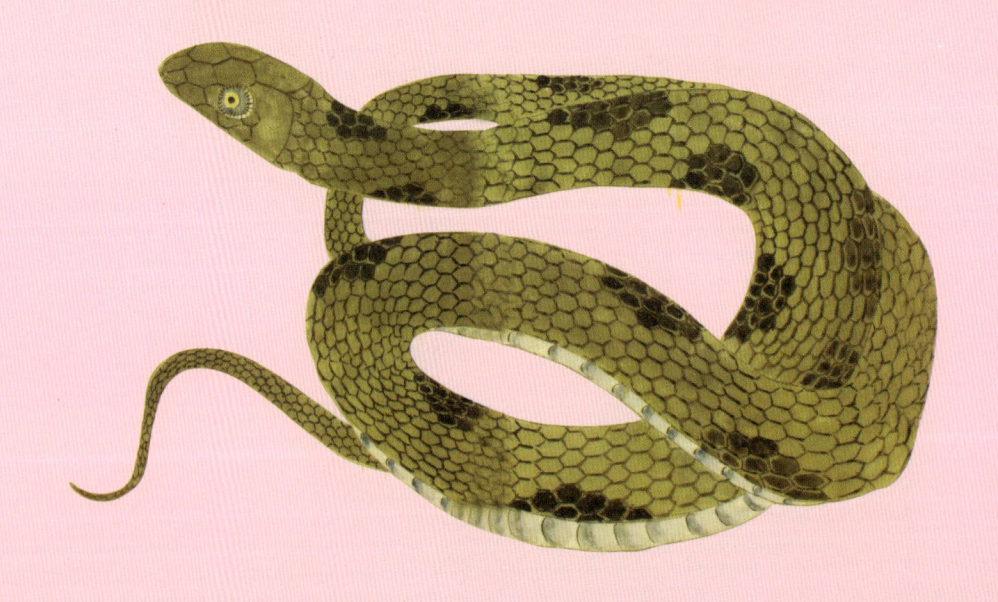

第五章

长蛇类：蜿蜒而行的灵蛇

蚺（rán）蛇
全身为橄榄色的蛇

别名 水蚺
分类 蚺科，蚺属
习性 在水中生活
功效 聪耳明目，抗衰老

古时候，有一位刚正不阿的官员名叫沈思孝。沈思孝争强好胜，动辄上书顶撞皇帝。

一日，当朝首辅的父亲去世，按照当时的制度，首辅需要守孝三年，但是皇帝以首辅责任重大为由不让他去守孝。沈思孝知道后接连上书，认为皇帝应该一视同仁，首辅应该做表率守孝。

皇帝不让首辅离朝是需要他处理众多事宜。因此，皇帝看完沈思孝的奏章后勃然大怒，立刻下令廷杖沈思孝，非要打得他心服口服。

沈思孝的妻子听到消息之后赶忙叫厨师用蚺蛇胆做了一个菜，并告诉沈思孝这是保命的法宝，一定要吃。沈思孝不忍拒绝妻子的好意，将其服下后便前往受刑之处。后来，吃了蚺蛇胆的他竟真的保住了性命。

蚺蛇，又名水蚺，属于蚺科蚺属。其头部扁，尾巴呈圆柱形。不同种类的蚺蛇体格不同，巨蚺蛇的体形较大，体表呈橄榄色，有交叉排列的椭圆形黑斑；黄蚺蛇则体形较小，体表有成对的重叠斑点。

蚺蛇主要生活于水中，在我国主要分布于广东、广西、云南、福建等地。

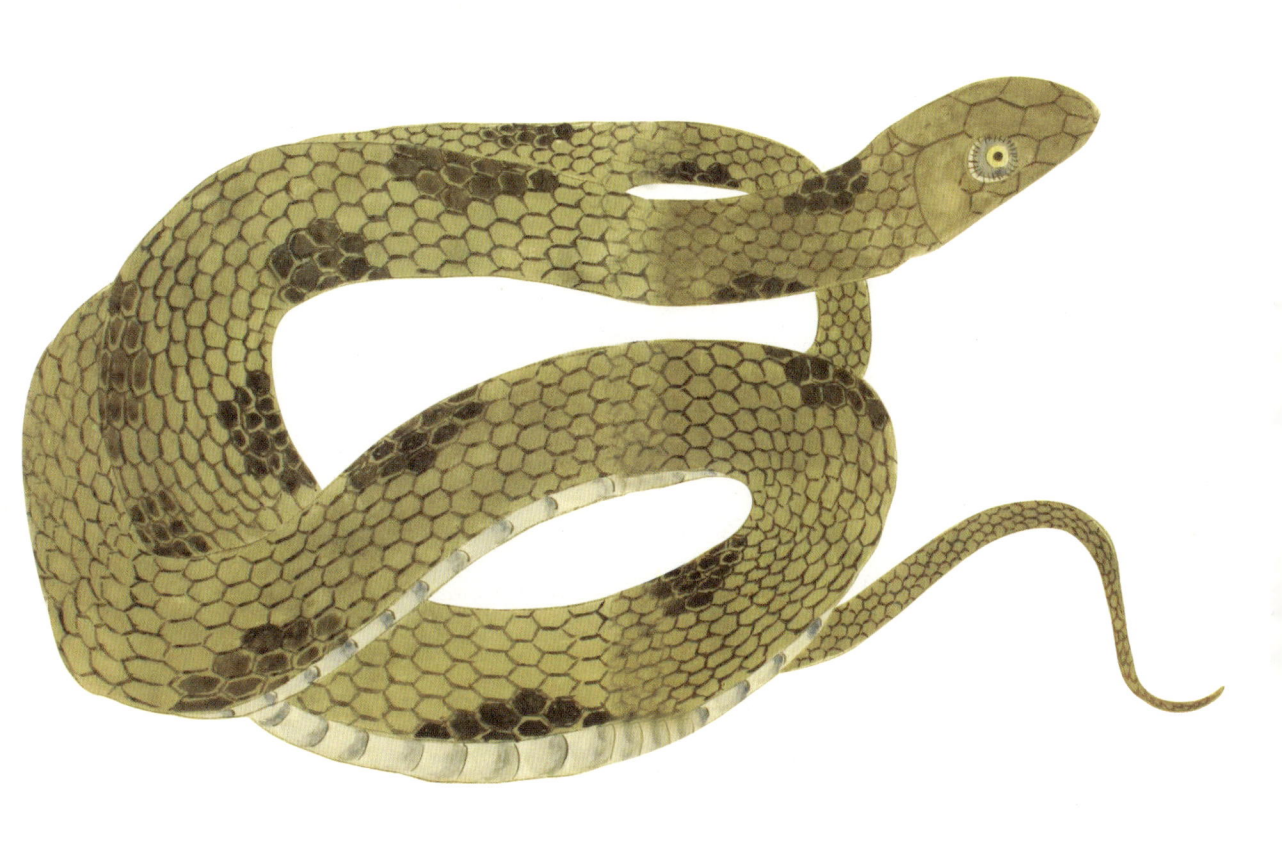

第五章　长蛇类：蜿蜒而行的灵蛇

蝮蛇

眼与鼻孔之间有颊窝的蛇

别名 反鼻蛇、地扁蛇
分类 蝰蛇科、蝮蛇属
习性 蝰蛇科，蝮蛇属
功效 夜间活动，对温度敏感
功效 祛风，通络，止痛，解毒

明朝时一个刘姓富翁有一个女儿，名叫玉姣。玉姣自小就聪慧过人，容貌秀丽，因此自她满十六岁以后到刘府提亲的人就络绎不绝。

刘富翁每相中一个青年就去问玉姣的意见，玉姣总是拒绝。久而久之，刘富翁觉得女儿应当是心有所属了。他找来女儿的贴身丫鬟，让她观察玉姣到底喜欢哪个青年。

不久之后，丫鬟告诉刘富翁："小姐近几日都是和庞生在一起。庞生是咱们府里的长工，在这儿待了有三年了吧。"刘富翁听后气得差点昏倒。他将庞生找来，将他毒打一顿之后赶出了刘府。玉姣知道这事之后，赶忙出门寻找庞生。

庞生被打后伤口感染了，得了一种全身瘙痒、浑身疼痛的怪病。玉姣带着庞生寻遍郎中，但无人能够救治庞生。为了减少庞生的痛苦，玉姣每天都会给庞生盛一碗米酒饮用。

没过多久，庞生的病情竟然渐渐好转。恰逢名医

蝮蛇，又名反鼻蛇、地扁蛇，属于蝰蛇科。其身体较为粗短，头部略呈三角形，尾巴短，背部表面浅褐色或暗褐色，体侧两边各有一行深褐色圆形斑纹，腹部灰白色，且分布棕褐色或黑褐色细点。

蝮蛇一般生活于平原、丘陵、低山区或田野溪沟乱石堆下、草丛、水沟、坟堆、灌木丛及田野中，在我国除广东、海南、广西外的各地均有分布。

李时珍路过这个地方，听说了庞生与玉姣的故事，便想看看庞生的情况。李时珍仔细寻问庞生的饮食，最终在玉姣每日盛酒的坛子中发现一条蕲蛇（蝮蛇的一种）。他恍然大悟：原来蕲蛇才是治愈庞生的良药！

于是，蕲蛇酒就被李时珍记载于《本草纲目》中，被各地百姓知晓。

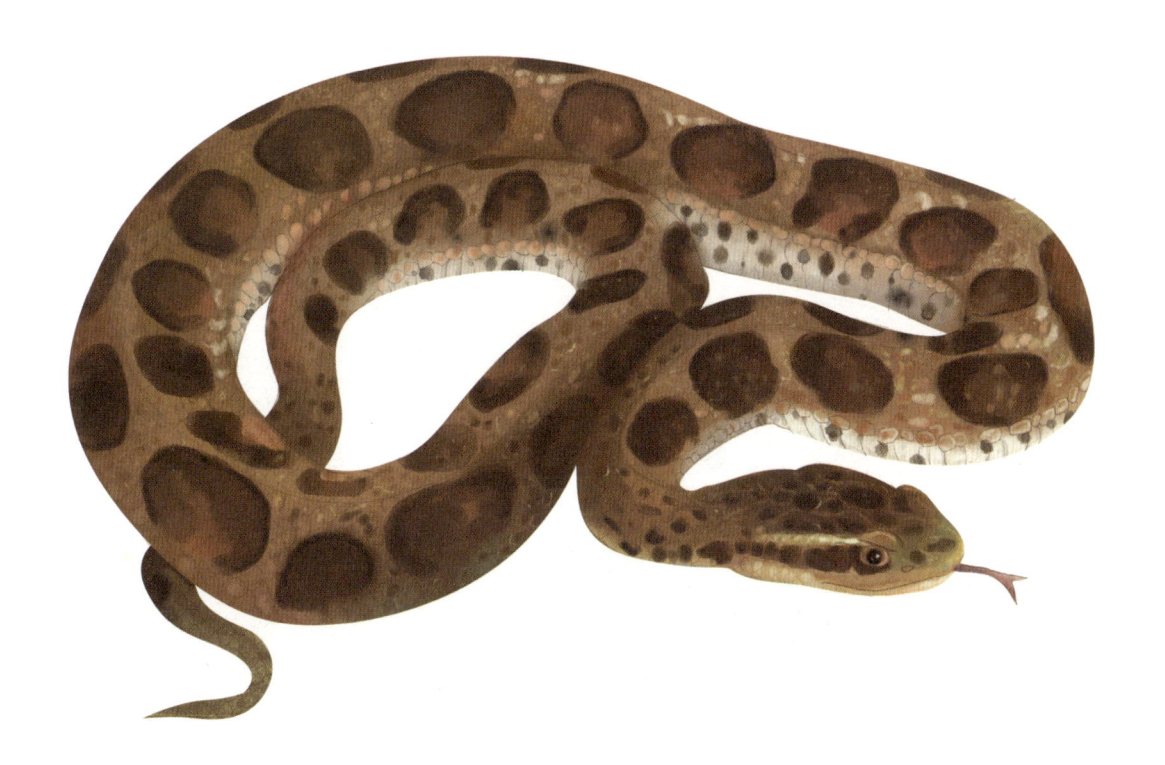

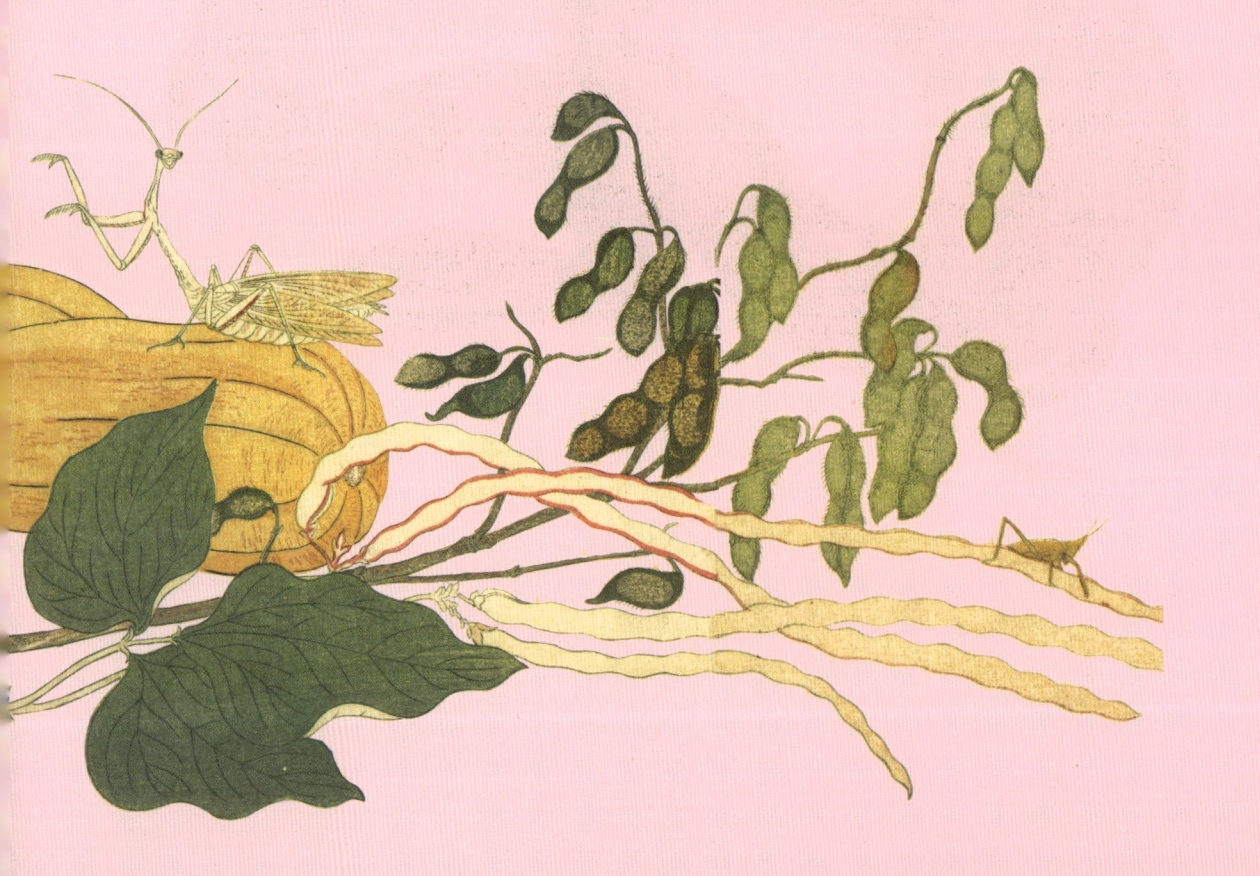

第六章

卵生类：体形较小的卵生动物

土蜂
能酿土蜂蜜的蜂类

别名：蜚（fěi）零、蟺（shàn）蜂
分类：土蜂科，土蜂属
习性：喜群居
功效：解毒，止痛

很久以前，有两个道士云游四方，走到陕西境内时，在一个庙中休息。其中一个道士被蜘蛛咬伤，伤口眼看着就肿胀起来。受伤的道士赶忙叫同伴去寻找土蜂，同伴虽然不解，但是仍然立马动身去寻找。

但是土蜂并不好找。一番艰辛之后，同伴终于找来了一只已经死去的土蜂。受伤的道士将这土蜂用树叶压成碎末敷到伤口处，没过一会儿伤口就消肿了。

同伴后来才知道，受伤的道士家中曾经是开医馆的，蜘蛛蜇伤都是用土蜂治疗。土蜂不仅可以用于治疗蜘蛛咬伤，像蜈蚣、蝎子等毒虫咬伤都可以用土蜂解毒。

土蜂，又名蜚零、蟺蜂。其体形大，且圆长，长度约为2厘米，颜色一般为黑色，主要品种有赤纹土蜂。

赤纹土蜂体长为15～24毫米，体表黑色，头部、中胸背板棕色，足部股节黑色，胫节铁锈色，翅膀褐色，在我国各地区均有分布。

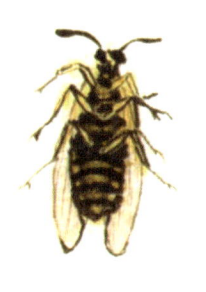

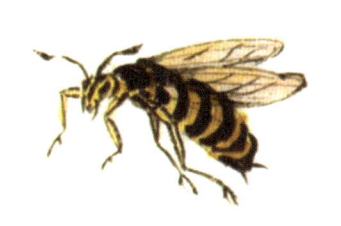

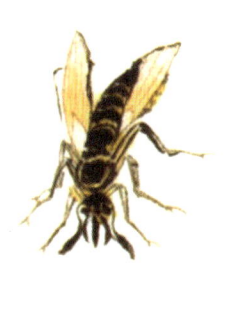

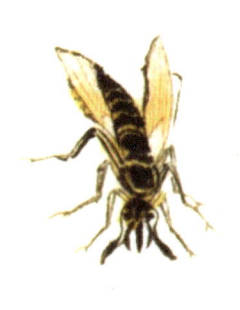

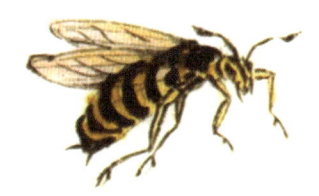

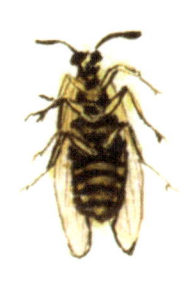

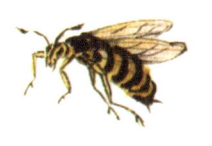

第六章 卵生类：体形较小的卵生动物 | 069

螳螂
善于伪装的天生猎手

别名 刀螂、大刀螂
分类 昆虫纲，螳螂目
习性 肉食
功效 定惊止搐，解毒消肿

很久以前，嵩（sōng）山中住着一户姓苏的人家，家中有苏大和他的妻子，以砍柴为生。

有一天苏大进山砍柴，走到半路遇到了一头巨大的黑熊，黑熊看到他便冲了过来。苏大稍微一愣，脑中一片空白，反应过来之后便全力奔跑。等他跑回家中，妻子询问他遇到了什么事情这样惊慌，他忽然发现自己竟然不能说话了。之后每个晚上他都会梦到自己在飞奔，而身后正是那只黑熊在追他。

妻子带他到山下看病。郎中了解情况后说："你丈夫应该是惊吓过度，这病急不得，只能慢慢来。"接着给苏大开了药，嘱咐他要按时服用。

但是一连几个月过去了，苏大的病症没有一点变化。恰逢有一天一个老道士来到嵩山，借宿在他们家。了解了苏大的情况后，老道士给了苏大一包用螳螂制成的药粉，并告诉他这药粉可以治疗惊吓过度，

螳螂，又名刀螂、大刀螂，是昆虫纲螳螂目无脊椎动物的统称。其体形偏大，身体呈流线型，腹部肥大，体表颜色以绿色和褐色为主；头部呈扇形，较小，触角细长，有咀嚼式口器；前足腿节和胫节有利刺，形状与镰刀相似。

螳螂一般生活于荒地、草丛中和树枝上，在我国各地均有分布。

只要他按时服用,一个月后便可痊愈。

苏大于是每天坚持服用,一个月之后,他的病症竟真的好转了。

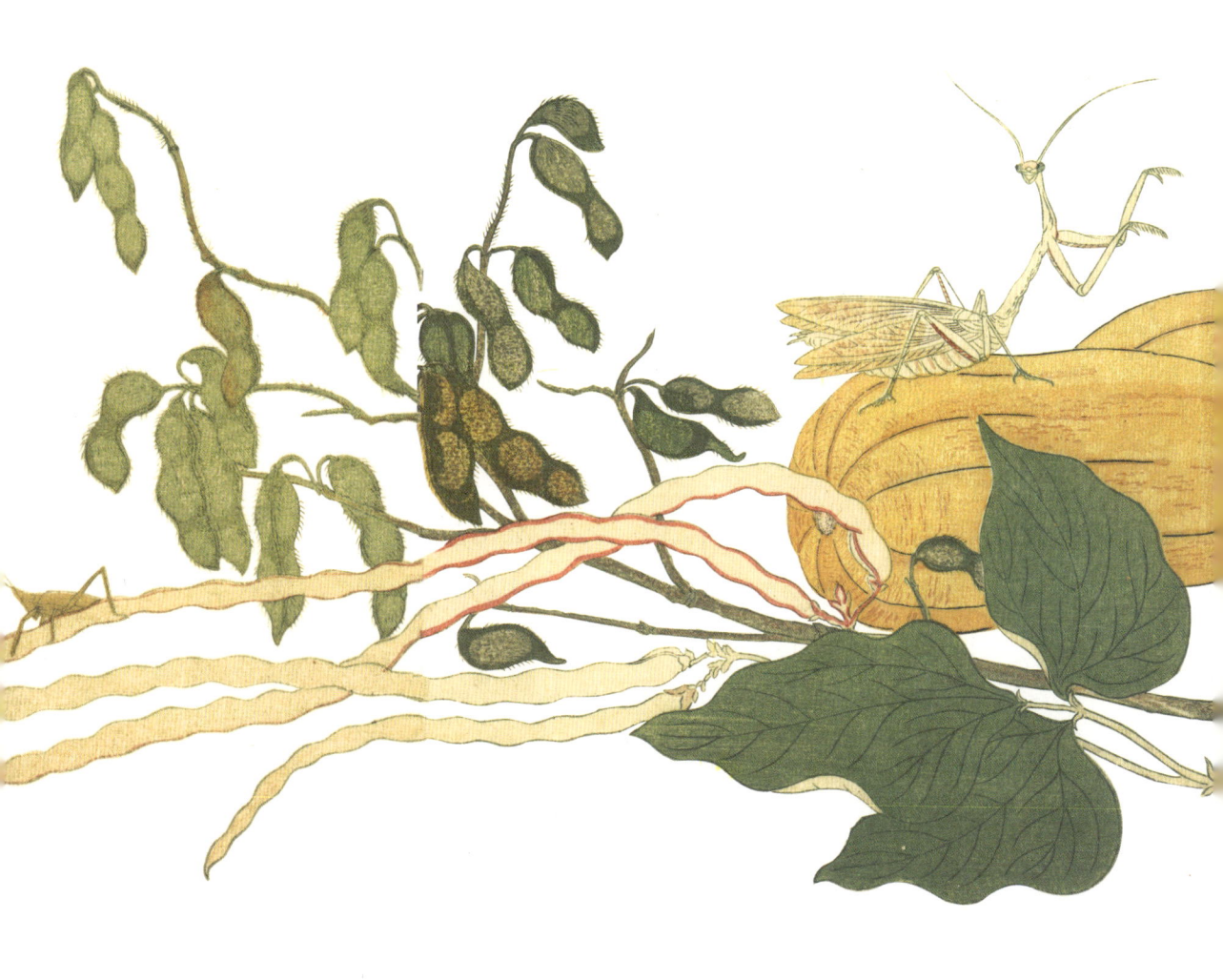

蚁
节肢动物中的"大力士"

别名 蚂蚁
分类 膜翅目，蚁科
习性 杂食，群居
功效 益气养血，祛风散寒

相传古时候，富阳有一个书生名叫董昭之。有一次他乘船过钱塘江的时候，在江中看到一只蚂蚁。这蚂蚁焦灼（zhuó）不安地在江中漂浮的一根短芦苇上左右走动。

董昭之看着蚂蚁说道："它这是畏惧死亡啊！"于是他俯下身子想要将蚂蚁捞起放在船中。船夫看到后大骂："这可是毒虫，会蜇人的！千万不能让它活着！"董昭之觉得蚂蚁弱小无助，便说服船夫别伤害它，并准备靠岸时将它放回岸边。

当天夜里，董昭之梦到一众身穿黑衣的人，其中为首的黑衣人说道："我是蚁后，不小心掉进了江中无法上岸，幸亏遇到您这样的大善人。为了报答您，您以后遇到危险时可告诉我的同类，我得到消息一定会去救您。"

几年后，董昭之被诬陷与一个抢劫案有关，因此锒铛入狱。他在狱中忽然想起当年的梦境，抱着试一试的态度找到了两只蚂蚁，并对着它们说："你们蚁

蚁，又名蚂蚁，是膜翅目蚁科动物的统称。其体形一般较小，颜色分为黑色、褐色、黄色和红色等，有咀嚼式口器，腹部呈结状。

蚁成虫是一种杂食性昆虫，在我国各地均有分布。

后曾经说过让我遇到危险时告诉她,不知你们能否传消息给她,告诉她我正在狱中?"

到了深夜,董昭之又梦到黑衣人。黑衣人对他说:"您可以躲进当地的山林,现在天下大乱,新皇帝登基后会大赦天下,到时您就可以免受惩罚了。"

董昭之醒来后发现自己身上的枷(jiā)锁已经打开,牢门也打开了,整个监狱竟然无人看管。于是他听从梦中黑衣人所言,逃出牢房并且躲进山中。后来没过多久,新皇帝果然大赦天下,他也重获自由。

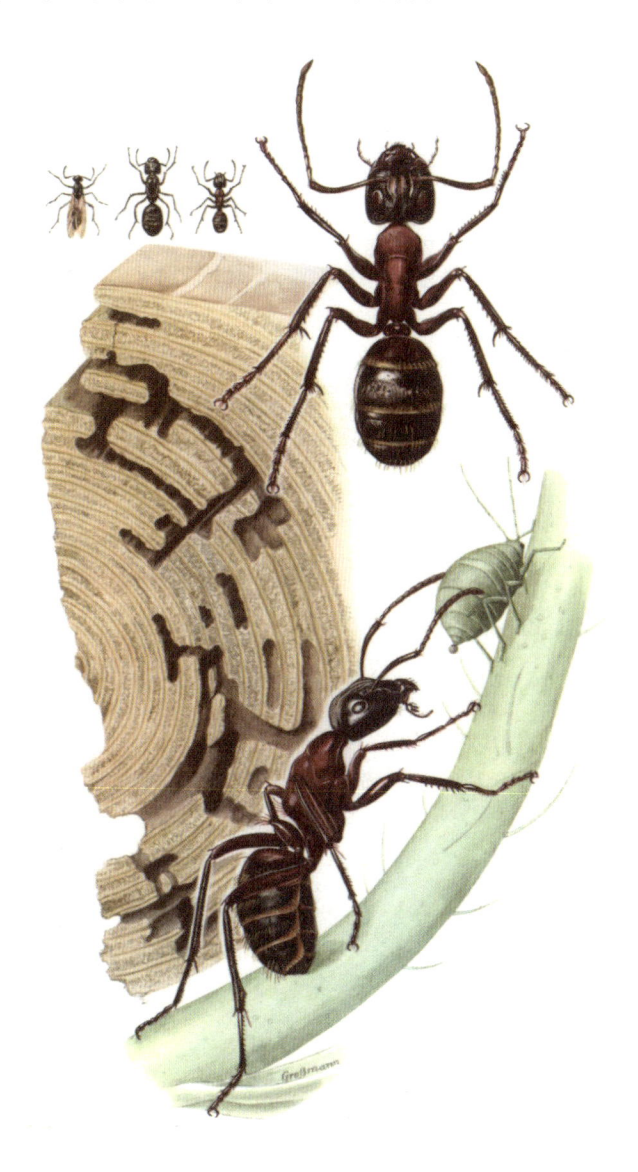

第六章 卵生类:体形较小的卵生动物

水蛭（zhì）
会吸血的软体动物

别名 蚂蟥（huáng）
分类 咽蛭目，水蛭科
习性 行动敏捷，生存能力强
功效 破血通经，逐瘀消肿

唐朝有一位名医名叫孙思邈，时常替百姓看病。据说有一日，孙思邈正在家中休息时，忽然来了一个青年。只见那青年一瘸（qué）一拐地走进大门，同时大声呼喊："孙大夫，快救救我！"

孙思邈立刻让青年坐下。只见他的小腿肿得像个馒头，而且整个小腿已经泛青色。孙思邈立刻反应过来：这是被毒物蜇伤了，必须尽快将毒素吸出来，不然这青年的一双腿废了不说，甚至还可能搭上性命。

他立刻起身到后院的水塘捉起几只水蛭。青年已经疼得冒了一身冷汗，看见水蛭更是害怕不已，但是也不敢多问。只见孙思邈将水蛭放在青年小腿受伤处，不一会儿，肿胀竟然慢慢地消退了，小腿的青色也越来越淡。

青年低头一看那水蛭，竟然变大了不少。他赶忙谢谢孙思邈："孙大夫，要不是您妙手回春，恐怕这会儿我的腿早就没了，太感谢您了！"

孙思邈答道："我这方法也是取自民间，遇到你

水蛭，又名蚂蟥，是咽蛭目水蛭科动物的统称。其身体长扁，呈圆柱形，背面一般为黑色且带有绿色，腹部平坦，为灰绿色，无杂斑。

水蛭一般生活于稻田、沟渠、浅水污秽（huì）坑塘等处，在我国大部分湖泊、池塘、稻田中均有分布。

这样的病人就恰好一用。"

青年痊愈之后，逢人便夸赞孙思邈医术高明，之后越来越多的人前来找孙思邈诊治。

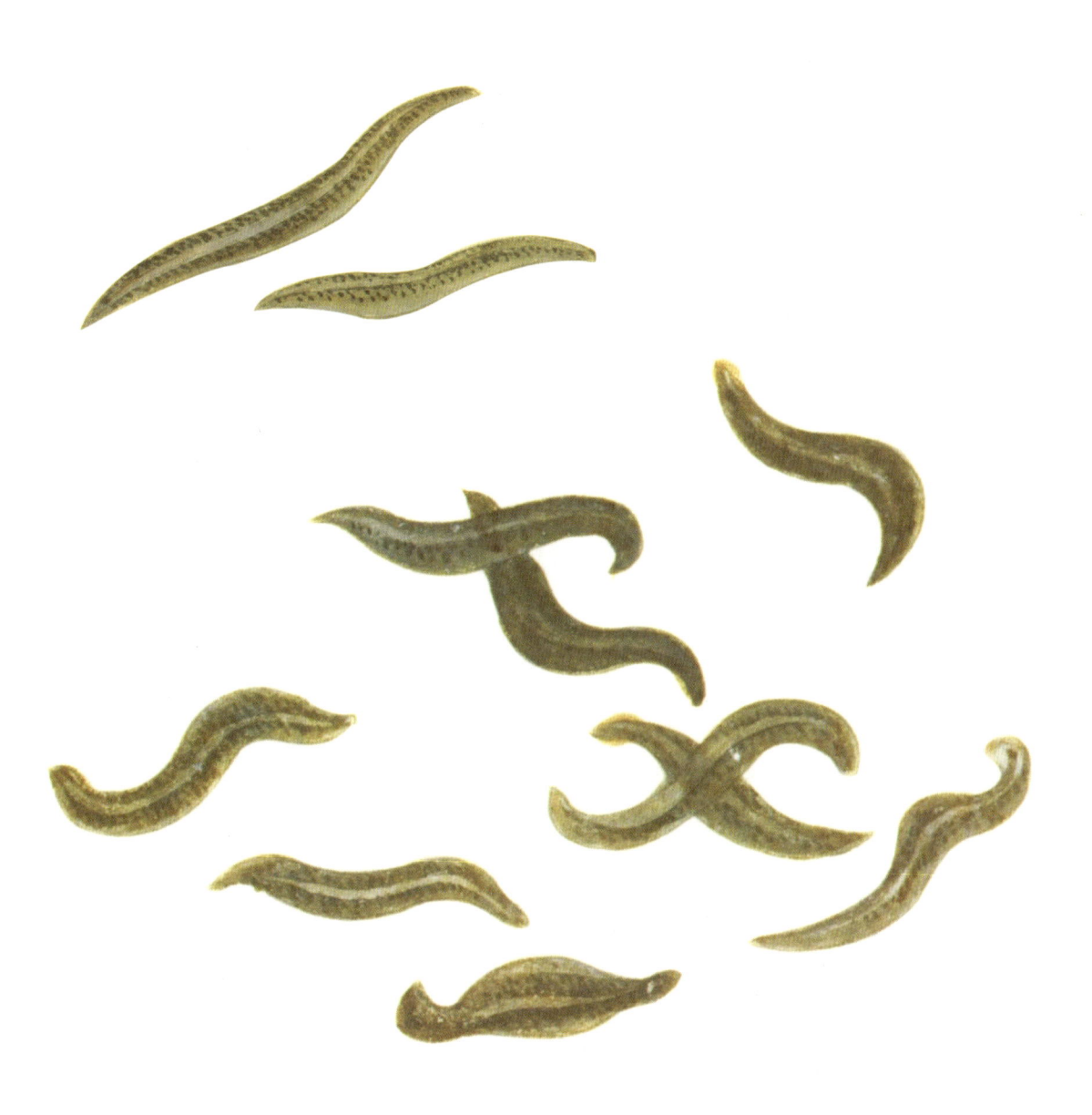

蜘蛛

擅长结网的"捕食高手"

别名 网虫、扁蛛

分类 蛛形纲、蜘蛛目

习性 对环境高度敏感

功效 祛风，消肿，解毒，散结

相传，唐朝有一位著名将军名为裴旻（péi mín）。有一次他在山间行军时遇到了一只体形巨大的蜘蛛，那蜘蛛的身体像车轮一样大，织好的网竟然与布匹一样厚长。那蜘蛛行动异常敏捷，就在它想吐丝将裴旻缠住时，裴旻将蜘蛛射伤。

蜘蛛负伤逃走后，裴旻上前将它的蛛网割下带回军营。后来裴旻手下的将士不幸受了伤，伤口血流不止，裴旻就将那蛛网剪下来一些贴在了将士的伤口上，没想到鲜血立刻就止住了。

后来裴旻才知道，那巨大的蜘蛛名为山蜘蛛。

蜘蛛，又名网虫、扁蛛，是珠形纲蜘蛛目动物的统称。其体形不一，大的能够达到90毫米，小的只有1毫米左右；身体一般分为头胸部和腹部两部分，头胸部一般覆盖背甲和胸板，腹部多为圆形或卵圆形，有的具各种凸起，形状奇特。

蜘蛛一般有游猎型和定居型两种生活方式。游猎型蜘蛛一般居无定所，完全不结网、不挖洞、不造巢；定居型蜘蛛则是有的结网，有的挖穴，有的筑巢，以作为固定住所。

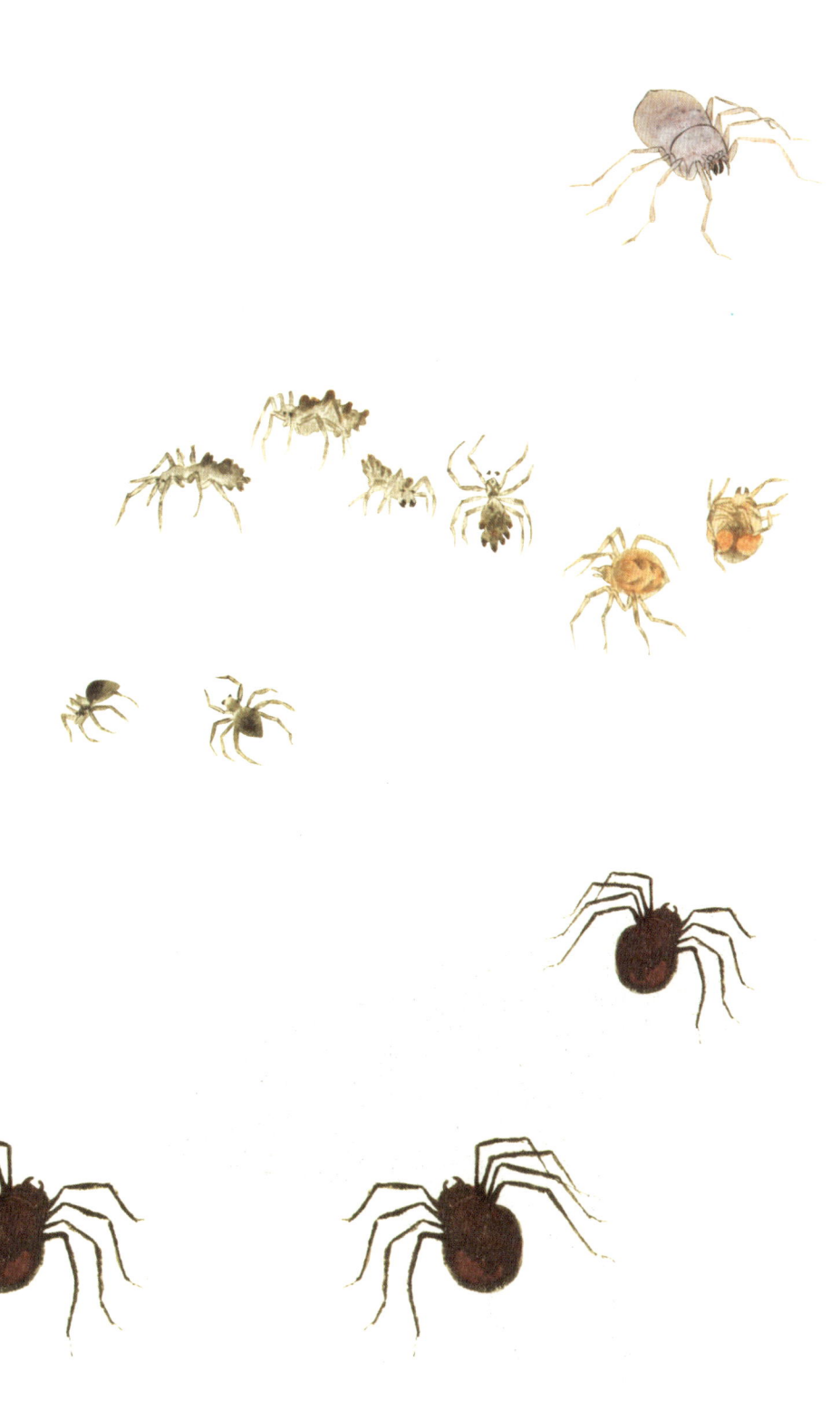

第六章 卵生类：体形较小的卵生动物 | 077

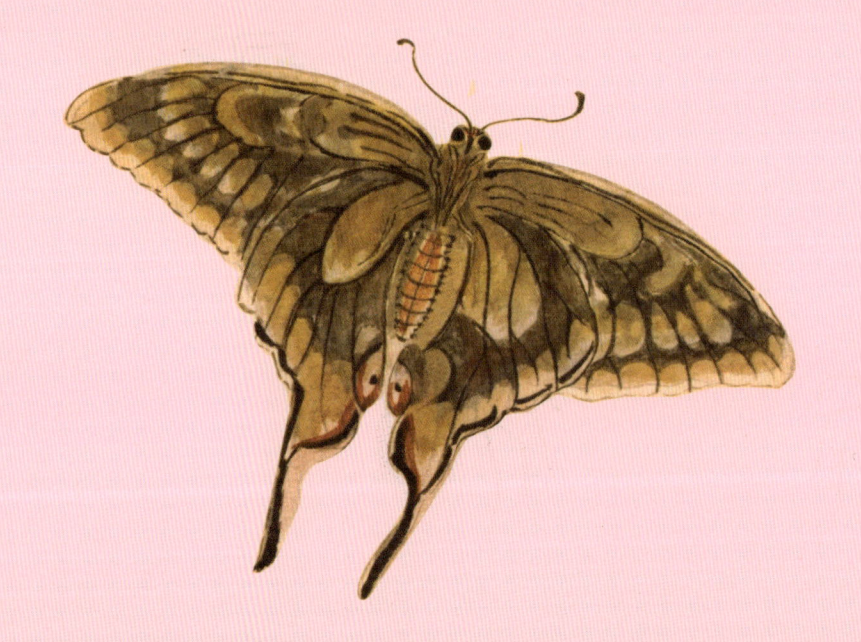

第七章

化生类：有各种形态的昆虫

蚕

能够吐丝结茧的经济昆虫

别名	娘仔
分类	鳞翅目，蚕蛾科
习性	喜食桑叶
功效	治头痛、风痰喘嗽

很久以前，在杭州里佛桥有一个聪慧勤劳的姑娘，名叫阿巧。阿巧家中母亲早逝，弟弟尚年幼，父亲在母亲过世几年后便重新娶妻。继母刚开始还假装体贴关怀阿巧姐弟，后来慢慢本性暴露，对姐弟俩非常不好。

有一年冬天，寒风凛（lǐn）冽（liè），继母叫阿巧去山林里割青草："你不去割青草卖钱，你弟弟怎么有饭吃？"阿巧为了让弟弟能够吃饱饭，便背着竹篓出门了。

阿巧顶着风上山，在山间走了好久都没有发现青草的痕迹，便着急地哭了起来："山里哪里有青草啊！没有青草，弟弟可怎么办啊！"哭着哭着，她听到山中响起一个声音："青草都在半山沟沟！青草都在半山沟沟！"

阿巧擦干眼泪，就看到身旁有一只白色的鸟儿正在扑棱翅膀，好像为她引路一般。她背起竹篓跟着鸟儿便往山的深处走。没过多久她就发现前面果然有一

蚕，又名娘仔，是节肢动物门的一种完全变态昆虫。蚕卵大小约与芝麻相当；蚁蚕是蚕卵孵化后的形态，颜色是褐色或黑色的；熟蚕指幼虫发育到最后一龄的末期，蚕结茧后经过4天左右就会变成蛹；蚕蛾是蚕蛹发育而来的蚕的成虫，形态像蝴蝶，身披白色鳞毛。

蚕一般生活于温带、亚热带和热带地区，在我国珠江三角洲、华东平原和四川盆地均有分布。

个山沟，山沟当中鸟语花香，丝毫没有冬天的痕迹。溪边遍布青草，还有各色的鲜花。

阿巧开心极了，一边割草一边想：弟弟可以吃饱饭了！等她将青草装满竹篓，抬头却发现一个穿着白色衣衫的姑娘正在向她微笑招手，并说道："小姑娘好勤劳啊，你愿意来我家做客吗？"

阿巧刚好又累又饿，想着休息一会儿也可以，于是跟着白衣姑娘去了她家。到白衣姑娘家时天色已晚，白衣姑娘便邀请阿巧住一宿，第二天再回家。阿巧想着耽搁一个晚上而已，便同意了。当晚，她帮着白衣姑娘喂一种小虫，它会吐出白丝，白衣姑娘则将这些白丝收集起来，制作成一件件云锦。她告诉阿巧："这种小虫是天界独有的，名字叫作天虫，天虫的丝是用来给仙女们织衣服的。"

第二天一早，她向白衣姑娘辞别，告诉她要回家照顾年幼的弟弟。白衣姑娘虽然不舍，但是仍然叫白色的鸟儿将阿巧带出山，并且送给阿巧一片满是天虫卵的桑叶。

阿巧回到家中，发现父亲已经白发苍苍，而弟弟已经变成了一个大小伙子。他们抹着眼泪哭诉："你到底去哪里了，竟然走了十几年，我们还以为你被山里的猛兽吃了。"阿巧这才知道已经过了十几年了。她将自己的经历一五一十地告诉父亲和弟弟，他们听后认为阿巧一定是遇到了仙女。

后来阿巧开始饲养白衣姑娘赠予的天虫，并且自己收丝、织布，慢慢天虫就遍布了人间。人们将这天虫称作"蚕"，白衣姑娘也被人们叫作"蚕花娘子"。

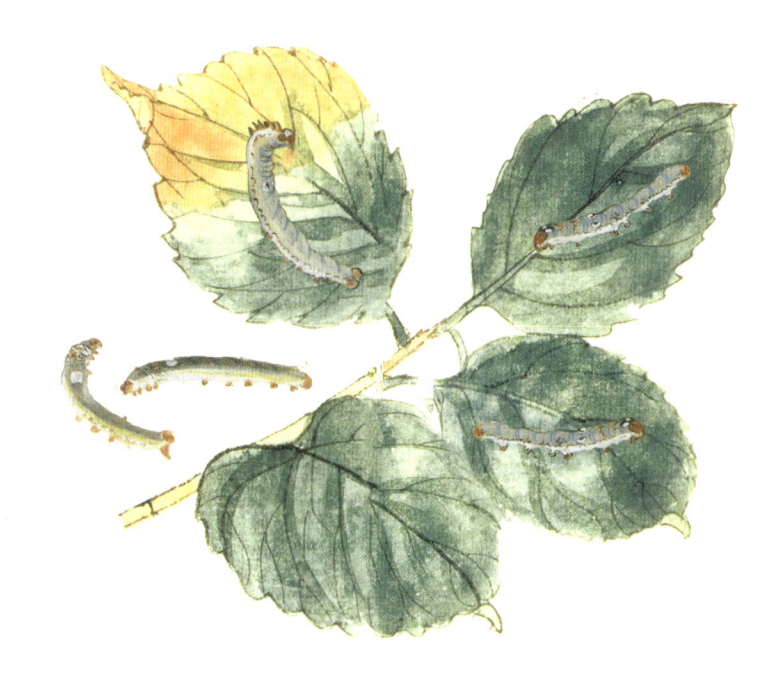

蝴蝶

"会飞的花朵"

别名 蛱（jiá）蝶、胡蝶、浮蝶儿

分类 鳞翅目，凤蝶总科

习性 喜在白天活动

功效 清肺利咽，疏肝和胃

在大理的苍山有一座山峰名为云弄峰，云弄峰之上有一汪清澈的泉水叫作蝴蝶泉。很久以前，蝴蝶泉被叫作无底潭，潭边住着一对夫妻，妻子名为雯（wén）姑，丈夫名为霞郎。雯姑样貌出众，有闭月羞花之美；霞郎勤劳帅气，平时以砍柴为生。二人在潭边生活得平静、美满。

有一天，雯姑在潭边洗衣时遇到一个自称苍山首领的俞王。他说自己口渴万分，雯姑便将他带到家中好生招待。俞王见雯姑生得好看，便起了歹心，回到家后立刻让手下去抓雯姑。

当天一队人马将雯姑与霞郎的院落包围，想要强行将雯姑带走，雯姑与霞郎拼死不从，逃亡到无底潭时仍然有大量俞王的手下在追。二人看前方已无路，绝望中跳入无底潭中。俞王的手下追上之后只见潭底飞出两只色彩斑斓的蝴蝶，相依着翩翩起舞。

后来，人们为了纪念雯姑与霞郎，便将无底潭改名为蝴蝶泉。

蝴蝶，又名蛱蝶、胡蝶、浮蝶儿，是鳞翅目凤蝶总科昆虫的统称。其身长一般为5～10厘米，头部有1对呈锤状的触角，以及2对翅和3对足，腹部比较瘦长，翅膀宽大，休息时翅膀呈竖立状；身体和翅膀覆盖着扁平的鳞状毛，体表颜色一般较为艳丽，也有的呈枯草色或草绿色。

蝴蝶是一种完全变态昆虫，它的种类很多，全球有记载的大约有2万种，在我国有2000多种，分布于各个地区。

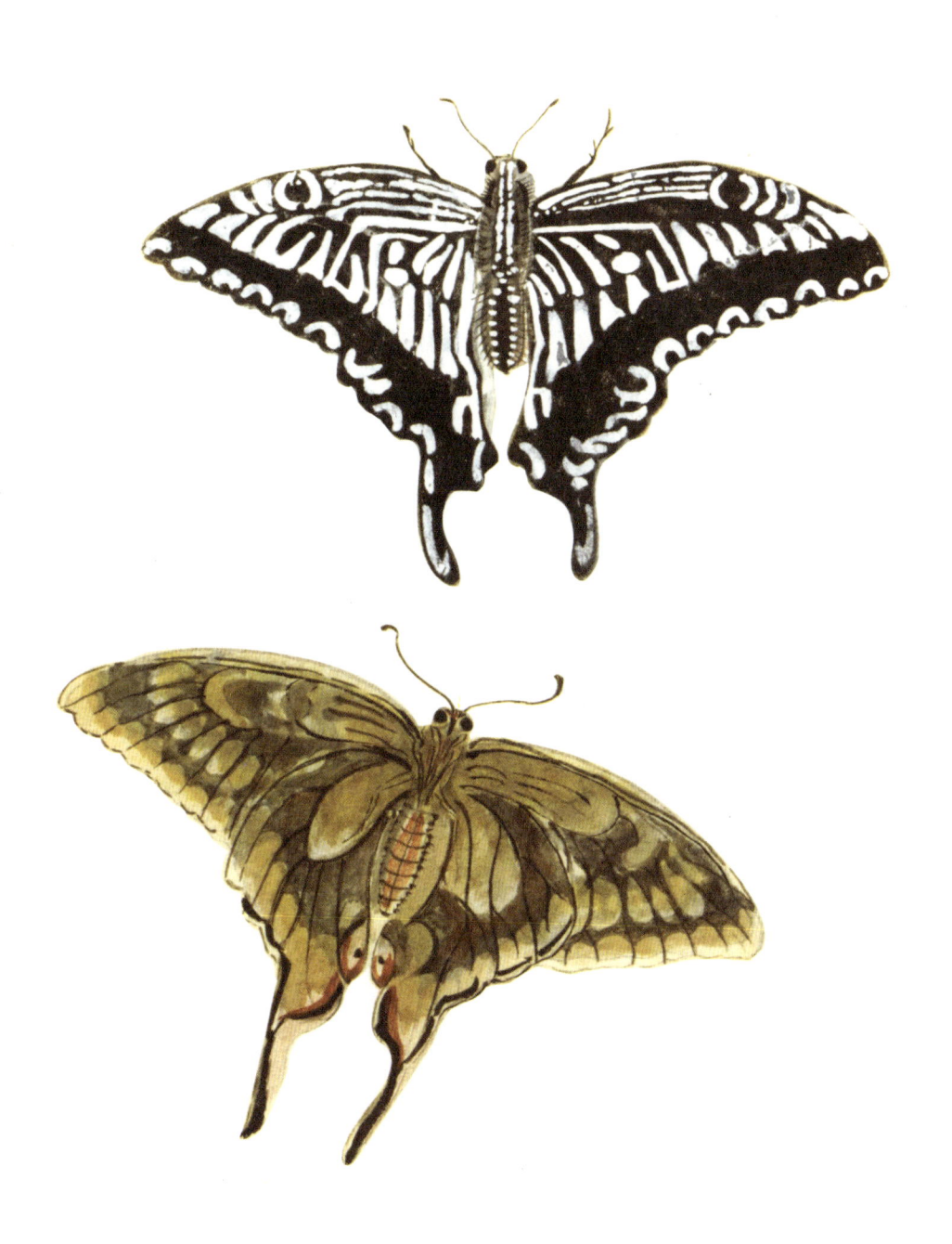

第七章 化生类：有各种形态的昆虫 | 083

蛴螬（qí cáo）
金龟子的幼虫

别名：鸡母虫、鸡婆虫
分类：鞘翅目，金龟总科
习性：有假死性和负趋光性
功效：破瘀，散结，止痛，解毒

　　古时候，平阳有一个名为张景的男子，他凭借射箭的本事做上了当地军队的副将。他有一个女儿年仅十六岁，聪明、能干又生得美丽。

　　有一天，张景女儿在睡梦中忽然听到有人敲门。她以为是父亲找她，迷迷糊糊便将房门打开，抬头一看竟然是一个肥头大耳的白衣男子。这男子强行闯入她的房间，她厌恶地说道："你不顾我的意愿强闯我的房间，不是强盗就是妖怪！"

　　男子反驳道："你为什么要质疑我的身份，我既不是强盗也不是妖怪，我是曹家的公子，人们都夸我风度翩翩、仪表堂堂，没想到你竟然如此厌恶我。"

　　张景女儿没有继续跟他搭话，而是找了个借口逃出房间，并把这件事告诉了张景。张景肯定这人是怪物，便将自己多年随身携带的金锥交给女儿，嘱咐她用这金锥插在怪物身上做标记。张景女儿拿着金锥返回房间，在与男子攀谈之时将金锥插入他的脖颈。

　　男子大喊着跑出房间。守在房间外的张景一路跟

　　蛴螬，又名鸡母虫、鸡婆虫，是金龟子（鞘翅目金龟总科昆虫的统称）的幼虫。其体形较一般虫类大，身体一般为白色，头部大且圆，为褐色，腹部较大，体壁柔软，表面有细毛。

　　蛴螬一般出现在甘蔗、木薯、番薯等植物种植地中，喜欢未腐的粪肥和刚播种的种子及其根部、块茎与幼苗，是一种害虫，在我国分布十分广泛。

随男子到了一棵古木之下，看到男子变身成一只蛴螬。为了将蛴螬除去，他向附近的居民借来蓖麻叶子，捣碎后撒到受伤的蛴螬身上，没过一会儿蛴螬就不动了。

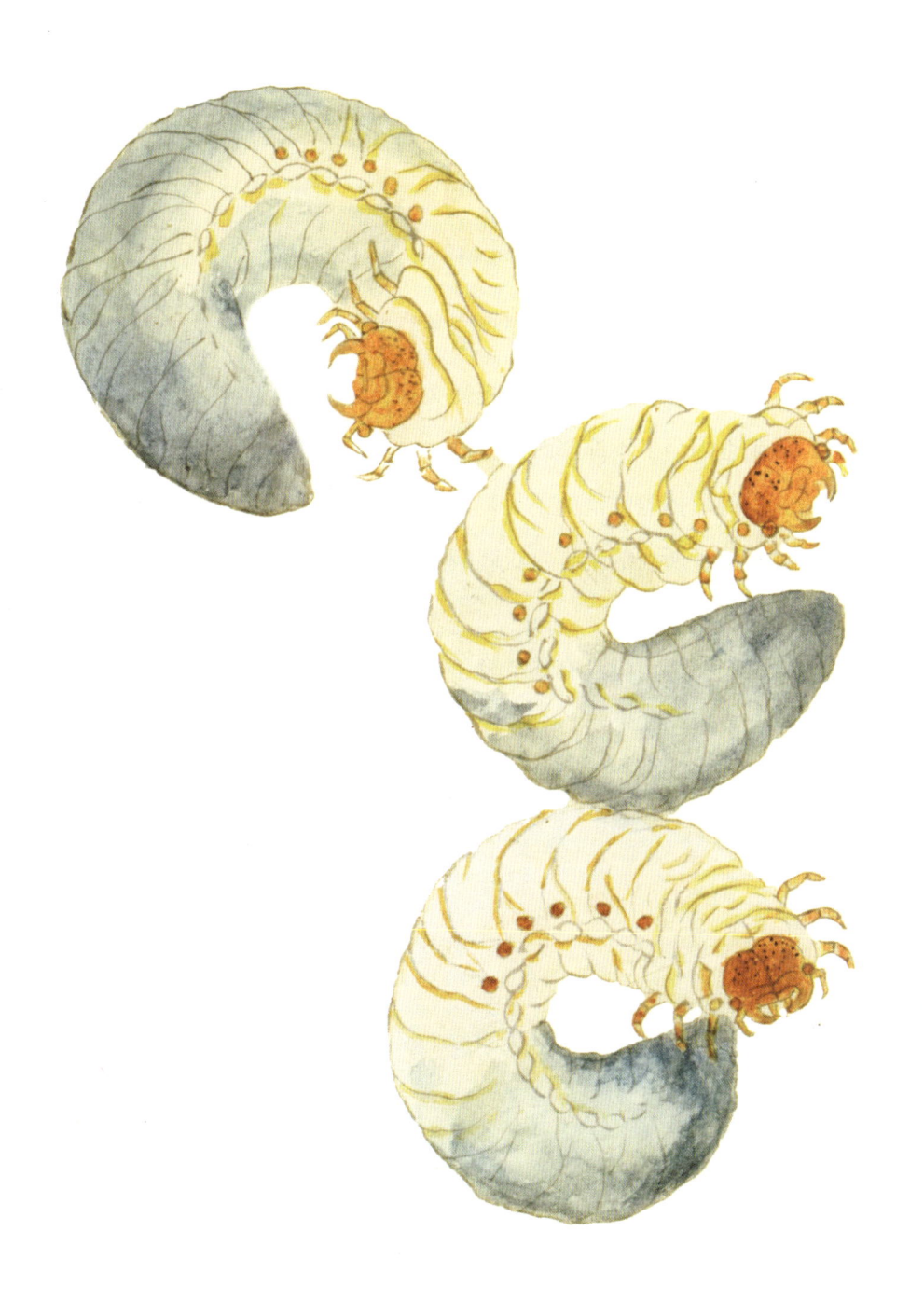

蚱（zhà）蝉
叫声尖锐的蝉科昆虫

别名 鸣蜩（tiáo）、马蜩
分类 蝉科，蚱蝉属
习性 生活于阔叶树上
功效 清热，熄风，镇惊

很久以前，一男子不善待他的妻子。妻子尽心照顾丈夫起居，但是仍旧得不到丈夫的重视，久而久之便心有怨恨，后来也因为多年抑郁而过世。

妻子死后，她的尸体竟然消失不见。原来妻子化身成了蚱蝉，并在男子所在的地方每日鸣叫，那声音凄苦、尖锐。

男子这时才开始悔恨自己没有善待妻子，每次听到蚱蝉的叫声都悲叹不已。

蚱蝉，又名鸣蜩、马蜩，是一种蝉科蚱蝉属昆虫。其体长一般为40～45毫米，体表黑色，并且覆盖金黄色的细短毛，前胸与中胸部分毛少、光滑，中胸背部有"X"形凸起。

蚱蝉一般生活于各种阔叶树（如杨树、榆树等），以及苹果树、梨树、桃树、李树、杏树等各种果树上，在我国主要分布于辽宁以南的大部分地区。

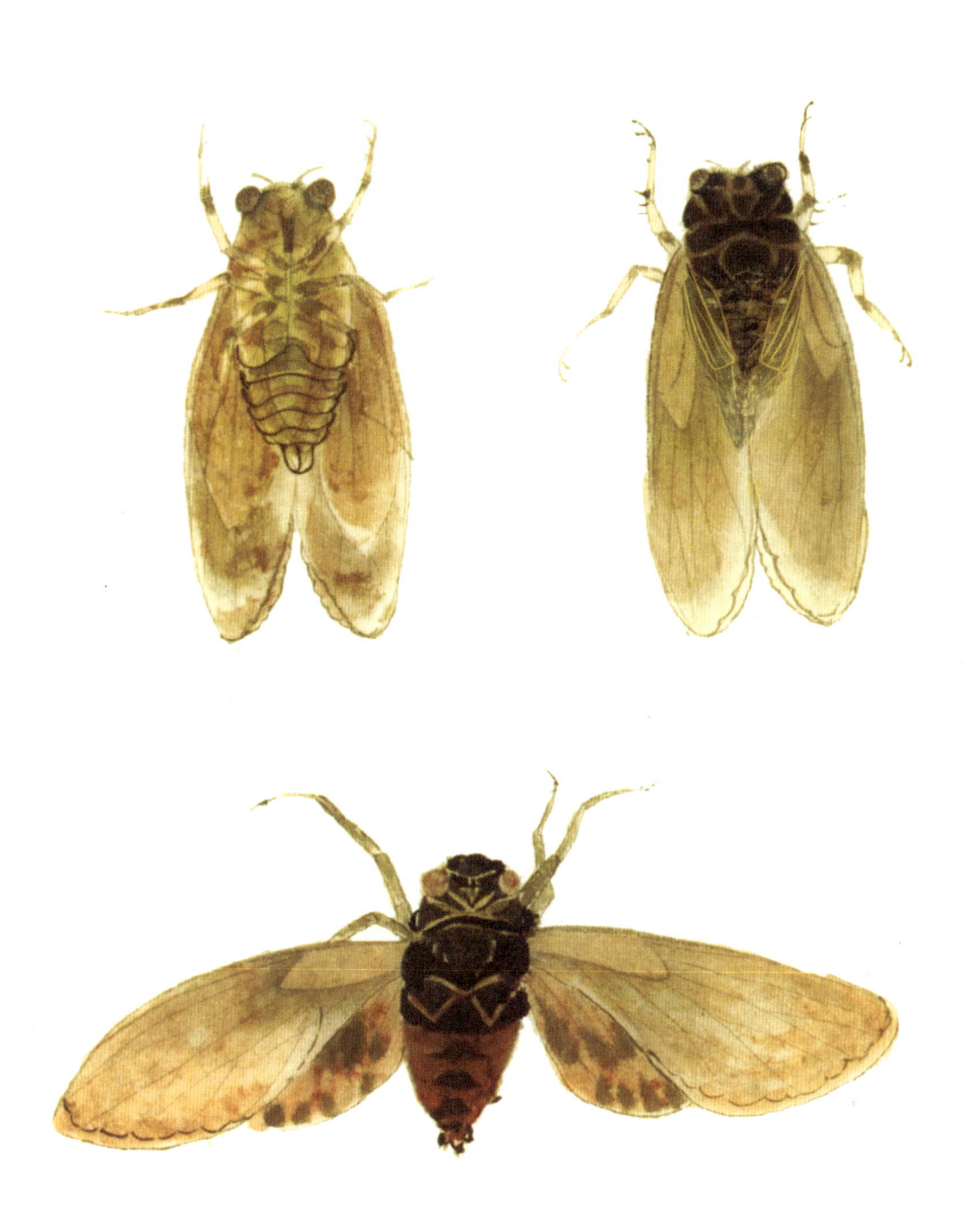

第七章　化生类：有各种形态的昆虫 | 087

灶马
一年四季都能看到的小虫

别名 突灶螽（zhōng）
分类 直翅目，驼螽总科
习性 杂食，群栖
功效 治诸毒恶疮

"蛛丝马迹"这个成语相信大家都听过，它是用来比喻与事情根源有联系的不明显的线索。"蛛丝"是蜘蛛丝，依靠它我们就能找到蜘蛛的所在。那么"马迹"是什么呢？

"蛛丝马迹"中的"马"可不是平时我们常说的马匹，而是"灶马"。灶马是一种小型昆虫，经常在人们的家中出现，爬行之后会留下痕迹，所以人们可以根据它爬行的痕迹找到它。

传说灶马并不是一种普通的昆虫，而是灶王爷的坐骑。每年小年，灶王爷要上天向玉帝报告人间功过。而陪伴灶王爷踏上这趟天庭之旅的，正是他的坐骑——灶马。

灶马，又名突灶螽。其体形与蟋蟀较之略大，体表一般为黄褐色，头部有浅色纹路；前翅前方有弧状翅脉，后翅退化，足部健壮且有深褐色斑，尾须长为 20 毫米左右。

灶马一般生活于潮湿且温暖的田间、土堆、草石、土隙间、洞穴口处，等到天气转凉则进入居民家中，在我国各地均有分布。

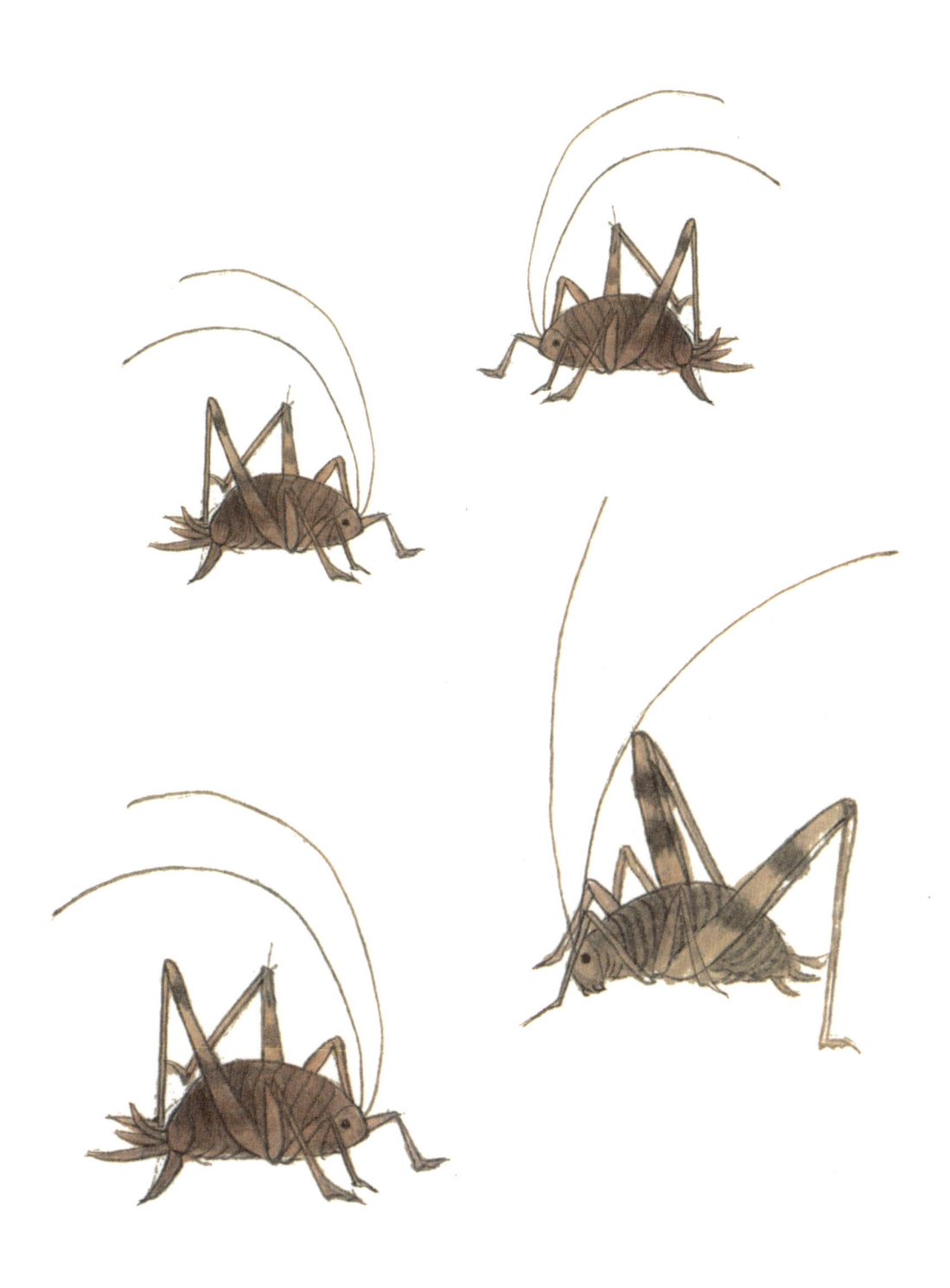

第七章 化生类：有各种形态的昆虫 | 089

蜣（qiāng）螂
自然界的"清道夫"

别名 屎壳郎
分类 蜣螂科，蜣螂属
习性 以动物粪便为食
功效 破瘀，定惊，通便，散结

中医认为蜣螂外用可以有效治疗各种毒疮、恶疮，并且对痔疮、肠漏等都有一定效果。中国古代用蜣螂治病，但是在古埃及，这种推着粪球的昆虫被视为一种神圣的存在。蜣螂将卵置于粪球当中，孵化之后则以粪球为食，古埃及人不知道粪球当中有蜣螂幼虫，因此将蜣螂与视为造物主的化身。而蜣螂推粪球的行为则被解读为推着太阳行走，古埃及人认为只有蜣螂推动粪球，才会有日月更替。他们将蜣螂视作"创造""再生"的圣物，给蜣螂起名为"圣甲虫"。

蜣螂，又名屎壳郎，是一种大中型昆虫。其体表一般为黑色或黑褐色，有坚硬的外骨骼，复眼发达；前胸背板布满均匀的小圆突，中部有横形隆脊且中段微向前曲成钝角状，两侧端各有齿状角突一个。

蜣螂常常生活于牛粪堆、人屎堆中，或在粪堆下掘土穴居，在我国各地均有分布。

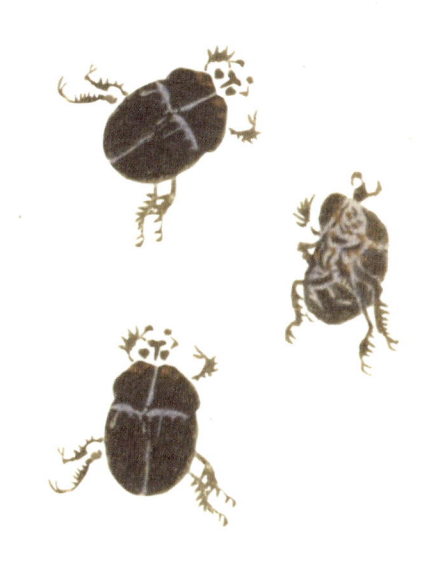

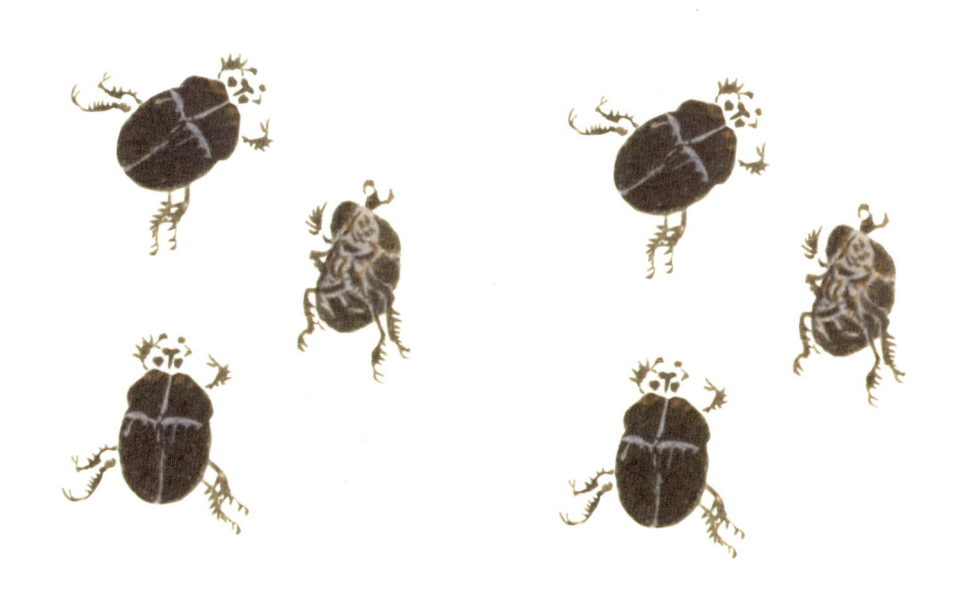

第七章 化生类：有各种形态的昆虫 | 091

天牛
蛀食树木的害虫

别名 啮（niè）桑、啮发

分类 鞘翅目，天牛科

习性 植食，有趋光性

功效 活血通经，散瘀止痛

古时候，华山脚下有一个刘村，村正名叫刘大。刘大当村正有十几年了，一直细心、负责。

有一天晚上，刘大睡觉没有关紧窗户，早晨起来洗脸的时候总觉得自己的脸有些不对劲，但是没太在意就出门了。他像往常一样到村民家里串门，看看村里的情况。

村里人看见刘大后都哈哈大笑，刘大不明所以，便问："我的脸上有花还是怎么了，一路上你们都在笑我！"

一个村民回答："村正今天不太一样啊，以前可不是歪眉斜眼，今天这是咋了，受风面瘫（tān）了？"

刘大这才发觉自己的右脸不能活动了，于是赶忙找郎中诊治。郎中看过之后说道："村正，有一味特效药可以治疗面瘫，但是我这儿没有存货，还得辛苦你自己去捉。"

其他人便看到刘大在田间树林里四处寻找，将一只只黑色的小虫捉进口袋。到了傍晚，刘大将虫

天牛，又名啮桑、啮发，是鞘翅目天牛科昆虫的统称。其种类较多，成年天牛身体呈长圆筒形，触角较长，通常触角的长度要大于身体的长度，有3对足和2对翅，爪通常呈单齿式，背部略扁。

天牛一般生活于各种树木之上，在我国各地均有分布。

子带回家烤干吃了。吃了十几天之后,刘大终于不再面瘫。后来村民们才知道,原来郎中让刘大去抓的就是天牛。

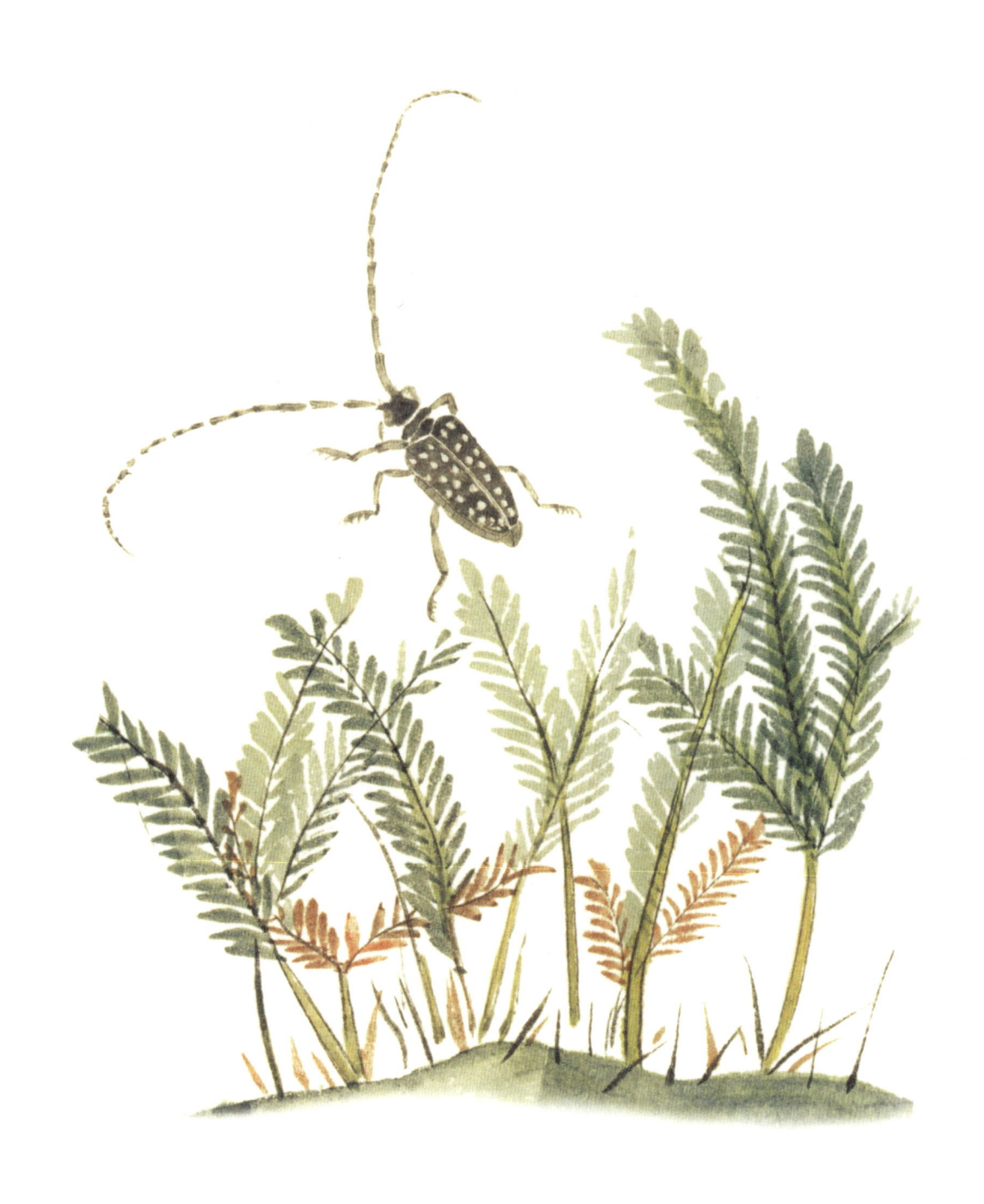

螽

昆虫中的"音乐家"

别名 蝈（guō）蝈、螽斯

分类 直翅目，螽斯科

习性 善跳跃、善鸣叫

功效 治水肿尿少、腰膝肿痛

古时候有一户刘姓人家，家中只有刘氏夫妻二人。有一年夏天，夫妻二人总是在家中听到撕心裂肺的叫声，并且这声音日夜不停，二人常常因为这叫声睡不好。

村里的人都说："这是他们家中祖先捣鬼，不让夫妻俩平静地生活。要将自家好吃好喝的上供给祖先享用，祖先才不会再打扰他们。"

夫妻二人听后，便将大鱼大肉摆放在家中，第二天发现食物竟然真的有被啃食过的痕迹。他们高兴地以为祖先已经吃了他们的饭菜，不会再来打扰他们了。

可是事与愿违，当天夜里二人又听到了叫声，整晚又没有睡好。

第二天天亮后，一个道士路过他们家讨水喝时听到这叫声，便问二人："为何不将这螽斯弄死呢？这叫声怪大的，还挺吵人。"

夫妻二人疑惑道："这原来是螽斯吗？我们以为

> 螽，又名蝈蝈、螽斯，是直翅目螽斯科昆虫的统称。其叫声响亮、刺耳，体形较大，身体多为圆柱形且侧扁，体表一般为草绿色或褐绿色；头部为下口式，有咀嚼式口器，前胸呈马鞍形，中胸与后胸腹板较平。
>
> 螽主要生活于丛林、草间、灌木丛中，也有一些种类喜欢穴居，一般在穴内、树洞及石下等地方生活，在我国各地均有分布。

是祖先不满呢。"

道士听完哈哈大笑，告诉二人这只不过是一种会叫的虫子。夫妇二人经过一番寻找，终于将螽斯赶出家门，家中终于安静了。

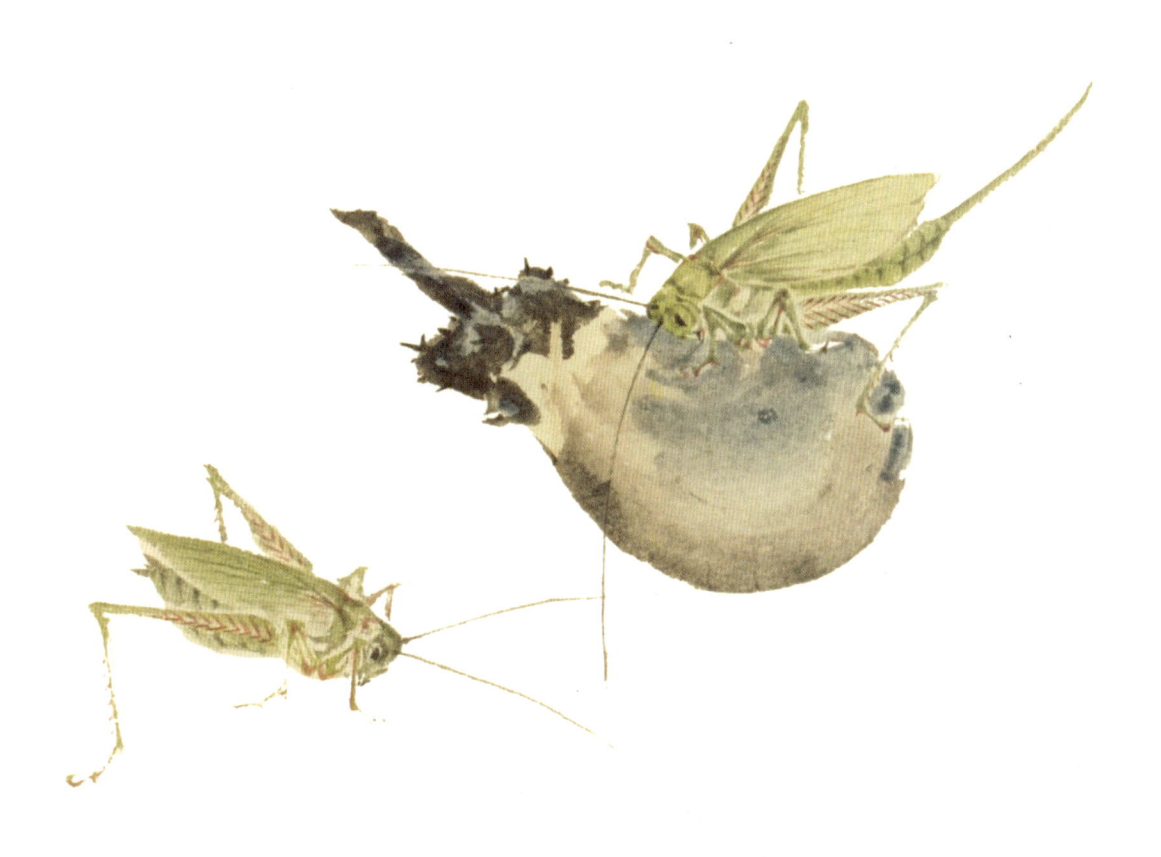

蝼蛄（lóu gū）
会挖洞的药用昆虫

别名 拉拉蛄、地拉蛄
分类 直翅目、蝼蛄科
习性 对温度较敏感，善挖掘洞穴
功效 利水，通便

晋朝有一个名叫庞企的人曾向朋友讲述自己祖父的故事：其祖父在监狱时整日忧心忡忡，有一日看到一只蝼蛄在他身侧爬行，就对蝼蛄说道："蝼蛄啊蝼蛄，你能不能显灵将我救出这个牢狱？"

他边说边将自己的食物给了蝼蛄一些，蝼蛄吃后就离开了。过了一会儿蝼蛄回来了，他发现蝼蛄的体形好像比刚才大了一些。他把剩下的饭菜全部给了蝼蛄，每吃一点，蝼蛄就长大一些。连续喂食了几天之后，蝼蛄竟然长到了像狗那样大。

到了行刑的前一天，蝼蛄在角落掘出一个洞，并将庞企祖父的枷锁咬掉，接着以动作示意他逃走，庞企的祖父便从洞中逃走了。后来适逢皇帝大赦天下，庞企祖父便重获自由。为了报答蝼蛄，他要求子孙后代世世代代都要祭祀蝼蛄。

蝼蛄，又名拉拉蛄、地拉蛄，是直翅目蝼蛄科昆虫的统称。其雌雄体形不一，雌性体长约3厘米，雄性体形较小；体呈长圆形，身体表面被短小软毛，体表颜色为淡黄褐色或暗褐色。

蝼蛄一般采食菊科、藜（lí）科和十字花科等植物的根茎、叶片等，气温20～25℃最适合它们进食，常生活于土壤中，在我国各地均有分布。

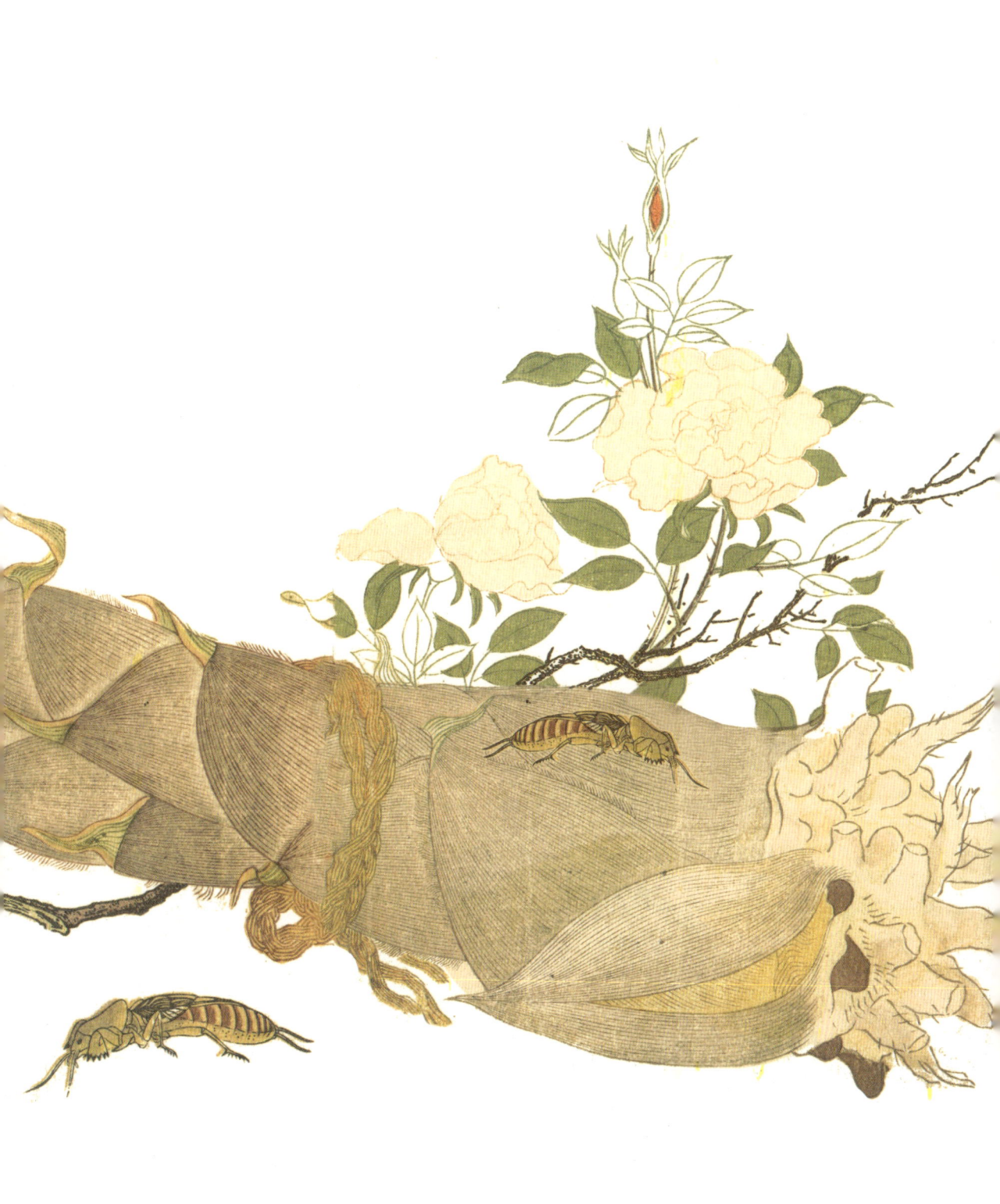

第七章 化生类：有各种形态的昆虫 | 097

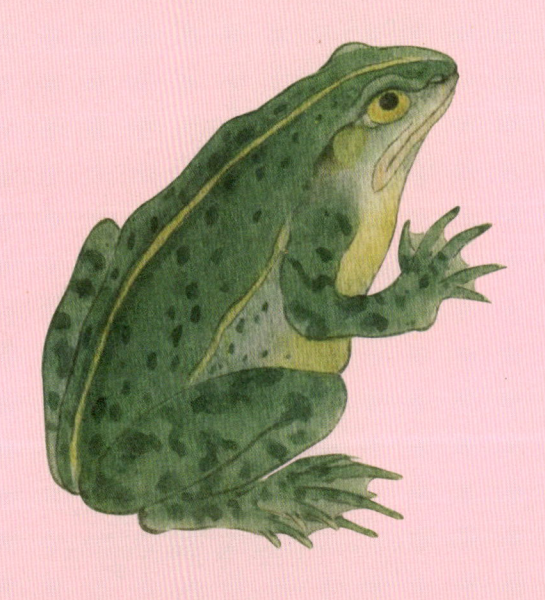

第八章

湿生类：依赖于湿润环境生存的动物

蟾蜍（chán chú）
身上长满疙瘩（gē da）的两栖动物

别名 疥（jiè）蛤蟆、癞（lài）蛤蟆

分类 无尾目，蟾蜍科

习性 喜潮湿的环境，昼伏夜出

功效 破症结，行水湿，化毒

晋朝时有一人名叫周客，家中女儿生得美丽动人，而且聪明贤惠、明察事理。这位周氏女子特别喜欢吃肉片、鱼片，而且食量特别大。

有一个名叫许纂（zuǎn）的青年对周客女儿一见钟情，便到周家提亲。周客告诉他："外人都说我女儿美丽、贤惠，但是我得跟你说明白，我女儿虽瘦弱但喜爱吃肉，每餐必须有鱼片、肉片。"

许纂仰慕他女儿，便回答："我既然娶妻回家，又怎么会嫌弃妻子吃得多呢？"周客看他说得诚恳，便答应将女儿嫁给他。

周客女儿嫁到许纂家后，仍然食量不减，家中逐渐不堪重负。许纂的亲戚提醒他："这女子吃那么多肉，却不见体重有增加，恐怕不是人啊！"在其他人的再三劝说下，许纂决定将妻子送回娘家。

这一天，周客女儿收拾好行李准备回娘家，经过一座桥时看到一个渔夫正在卖鱼肉，鱼肉有生有熟。她看到鱼肉食欲难耐，便下车买了很多熟的鱼肉，还

蟾蜍，又名疥蛤蟆、癞蛤蟆，是无尾目蟾蜍科动物的统称。其体表覆盖众多疙瘩，疙瘩内部含有毒腺。

蟾蜍一般生活于泥穴中、潮湿石下、草丛内、水沟边，在我国大部分地区都有分布。

嘱咐渔夫将肉捣碎。

周客女儿拿到鱼肉便迫不及待地吃了起来。吃到一半时,她忽然觉得腹胸十分憋闷,没等几分钟就捂着胸口吐起来,没想到竟然吐出一只蟾蜍。后来,周客女儿不再吃肉,食量也和一般人无异。许纂听闻妻子病愈,便重新将其接回家中。

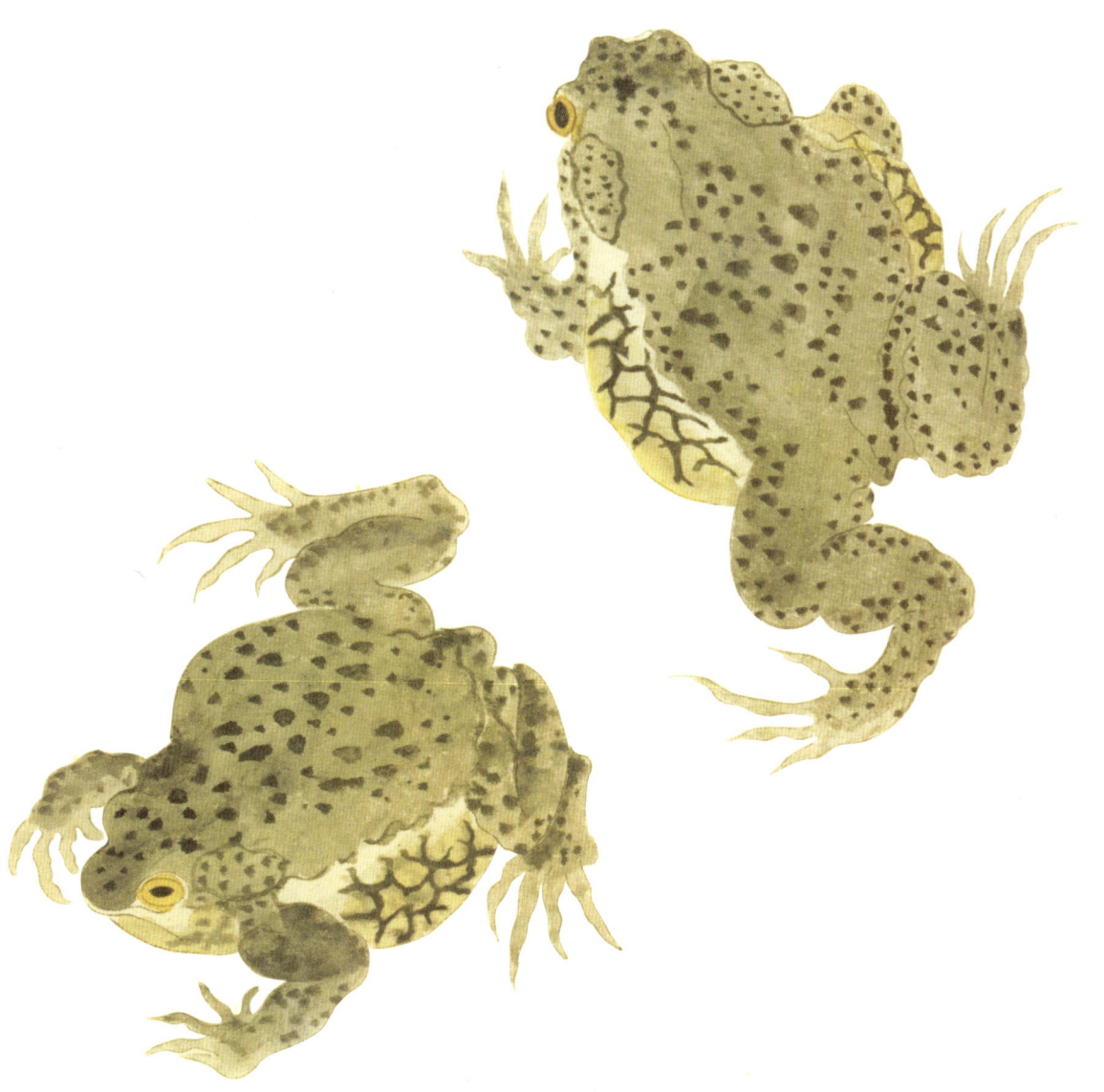

蛙

呱呱叫的两栖动物

别名 田鸡、坐鱼

分类 无尾目，蛙科

习性 雌雄异体，善食害虫

功效 治气虚体弱、精力亏损

相传，唐朝礼部侍郎李揆（kuí）有一次坐在家中院落中休息时，忽然听到厅堂中一声巨响，好似墙壁猛然崩塌一般。于是他赶忙起身寻找有巨响的原因。

他走到厅堂一看，只见一只蛙正趴在地上，但是它不像寻常的蛙类一样体形微小，并且样貌十分古怪。李揆立马叫来小厮帮忙驱逐巨蛙，小厮却对李揆说："我家乡人曾经说过，蛙是月亮使臣，当它降临家中时，必然是有重要任务要交代给你。"李揆听后连连说不信。但在小厮的劝阻下，他还是放弃了驱逐巨蛙。

第二天，李揆发现巨蛙已经消失。没过多久，李揆便被提拔为中书侍郎，并被委派了十分重要的任务。

蛙，又名田鸡、坐鱼，是无尾目蛙科动物的统称。其头部较为扁平，呈三角形，吻端稍尖；口宽大，横裂，由上下颌组成；躯干部短而宽，前肢短小，后肢长而发达。

蛙一般生活于河流、池塘和稻田旁，在我国各个水域均有分布。

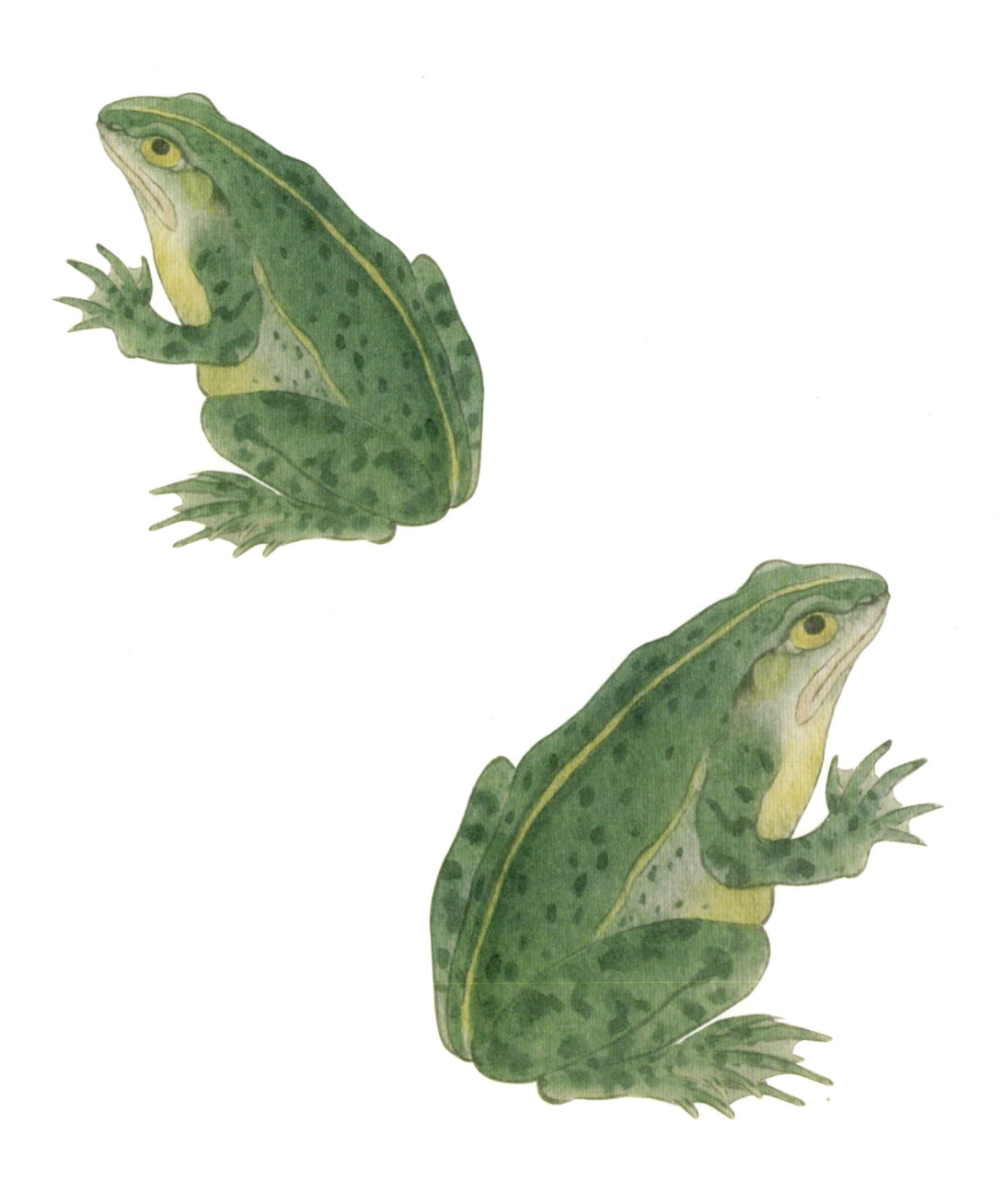

第八章 湿生类：依赖于湿润环境生存的动物 | 103

蜈蚣

有毒的"百足之虫"

别名	天龙、百脚
分类	蜈蚣目，蜈蚣科
习性	喜阴暗、潮湿的环境，昼伏夜出
功效	熄风镇痉，通络止痛

很久以前，有个古姓郎中常年居住在山间自建的小院中，为了分辨药物药性经常自己试用药物。有一次他为了试验解蛇毒的药物，就让一条小花蛇在自己的手臂上咬了一口。但是他没想到小花蛇毒性太大，他的手臂顷刻之间就变得乌青发黑，意识也逐渐模糊。

这时，一个猎人经过古郎中的院子，见有人瘫倒在地，便赶忙上前查看。当他看到古郎中青黑的手臂时，立刻将自己随身带的药粉给古郎中吞下。没过一会儿，郎中恢复了意识。猎人说："方才看你倒地就擅自闯进来了，看你好像是被蛇咬了就给你吃了我常备的药。"

古郎中询问后才知道，原来猎人打猎时常被蛇鼠虫蚁咬伤，家中长辈曾经告诫他被蛇咬伤之后可以用蜈蚣治疗，于是他就将蜈蚣制成药粉随身携带。

古郎中痊愈之后就开始专心研究蜈蚣，发现蜈蚣果真对很多病症都有疗效，于是就将它作为一种药材推广给大众。

蜈蚣，又名天龙、百脚，是蜈蚣目蜈蚣科动物的统称。其身体由众多体节构成，有许多步足，体内有毒腺。常见的蜈蚣有红头、青头、黑头三种。红头的背部红黑色，腹部淡红色，足淡橘红色或黄色，体形较大；青头的背部和足部蓝色，腹部淡蓝色，体形小；黑头的背部和足部黑色，腹部淡黄色，体形更小。

蜈蚣一般生活于避光、阴暗、温暖、潮湿的地方，常见于丘陵地带和多沙土地区。

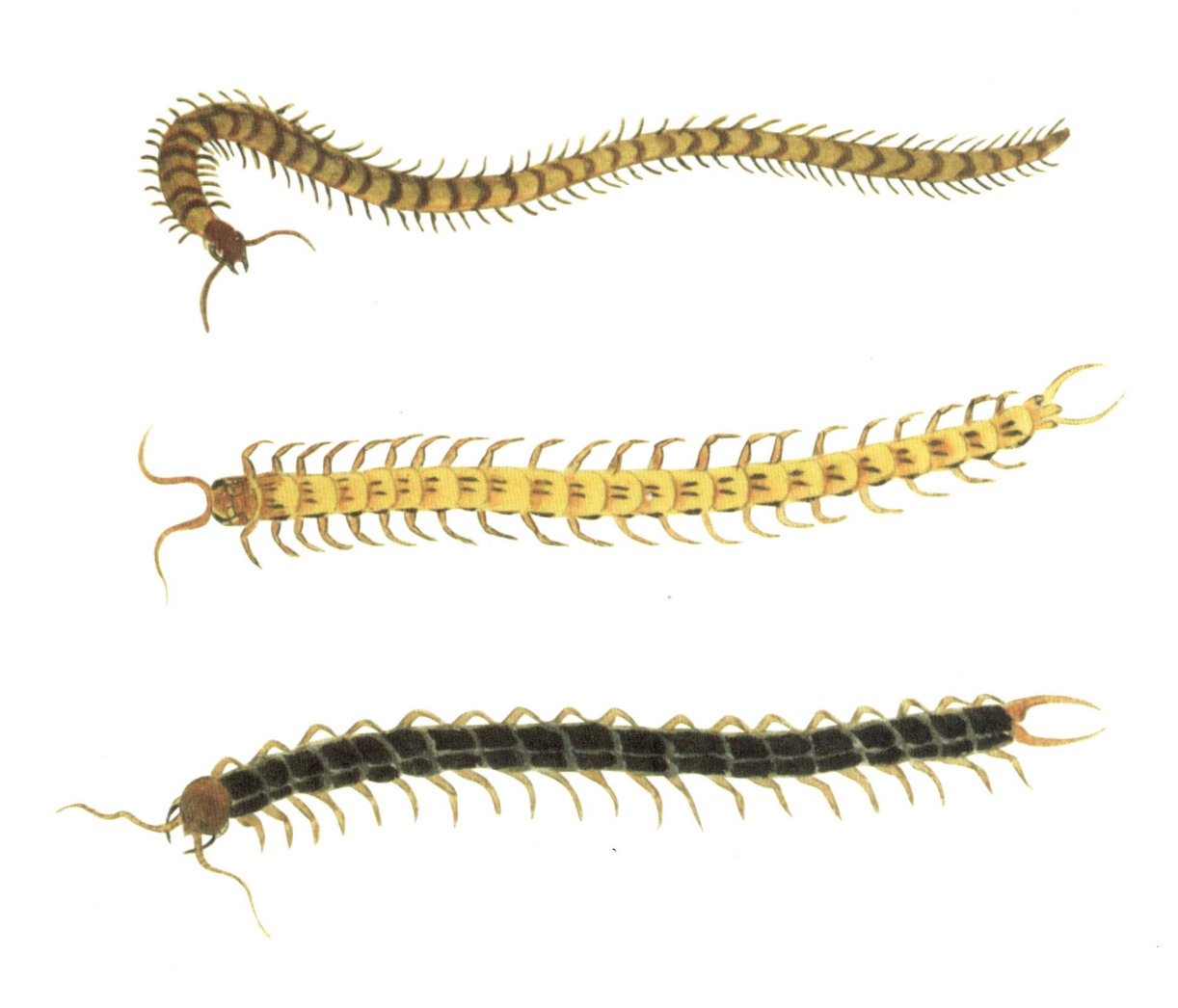

第八章 湿生类：依赖于湿润环境生存的动物

蚯蚓

能疏松土壤的无脊椎动物

别名 地龙、曲蟮（shàn）
分类 正蚓科，正蚓属
习性 以腐烂植物为食
功效 清热，平肝，止喘，通络

古时候有一个被称为"活洞宾"的神医，医治各种疑难杂症均不在话下。当时的皇帝发现自己患了一种奇怪的病——"蛇缠腰"［带状疱（pào）疹］，不仅奇痒难耐而且疼痛难忍，还使得他的老毛病哮喘也犯了。太监赶忙请来太医诊治，没想到竟然没有一个人能将这病治好。

有一天，一个河南的官员上书说有一个被称为"活洞宾"的神医包治百病、妙手回春，于是皇帝便寻来了这个神医。

"活洞宾"看了病之后还没开口，皇帝就问："朕的病怎么样？""活洞宾"躬身答道："陛下不必担忧，草民这里有上好的药粉，包您涂了几天就好。"皇帝听了这话瞬间面色一冷："这么多太医医治无果，你就敢说这样的大话？""活洞宾"坚定地说："若陛下的病草民不能治愈，陛下只管将我的脑袋砍掉！"

说完只见他打开药罐取出几只蚯蚓，又在蚯蚓上淋了蜂蜜，没过多久蚯蚓竟然变为液体。他将这液体

蚯蚓，又名地龙、曲蟮，是一种陆栖无脊椎动物。其身体分节但不分区，疣足退化，体表具刚毛，体壁由角质层、表皮细胞、环肌及纵肌组成；表皮细胞中有发达的腺细胞，以分泌黏液湿润皮肤而在土壤中穿行。

蚯蚓主要生活于土壤的表层，活动温度在5～30℃，在温度低于0℃和高于40℃时会死亡。在世界各地均有分布。

涂抹在背后皇帝身上,皇帝立刻感到舒适、清凉,疼痛竟然缓解了不少。"活洞宾"又将剩下的液体递到皇帝面前,请他将这液体喝下。皇帝问道:"这是什么神药?竟然既能够外敷又能够内服!""活洞宾"怕讲出药物实名是"蚯蚓"引来皇帝不快,于是道:"陛下您是神龙下凡,民间的俗药怎么能见效。我这个药名叫'地龙',以龙补龙必有神效。"

后来皇帝连服了七天,"蛇缠腰"和哮喘竟然全部痊愈,"地龙"的药效也就渐渐广为人知了。

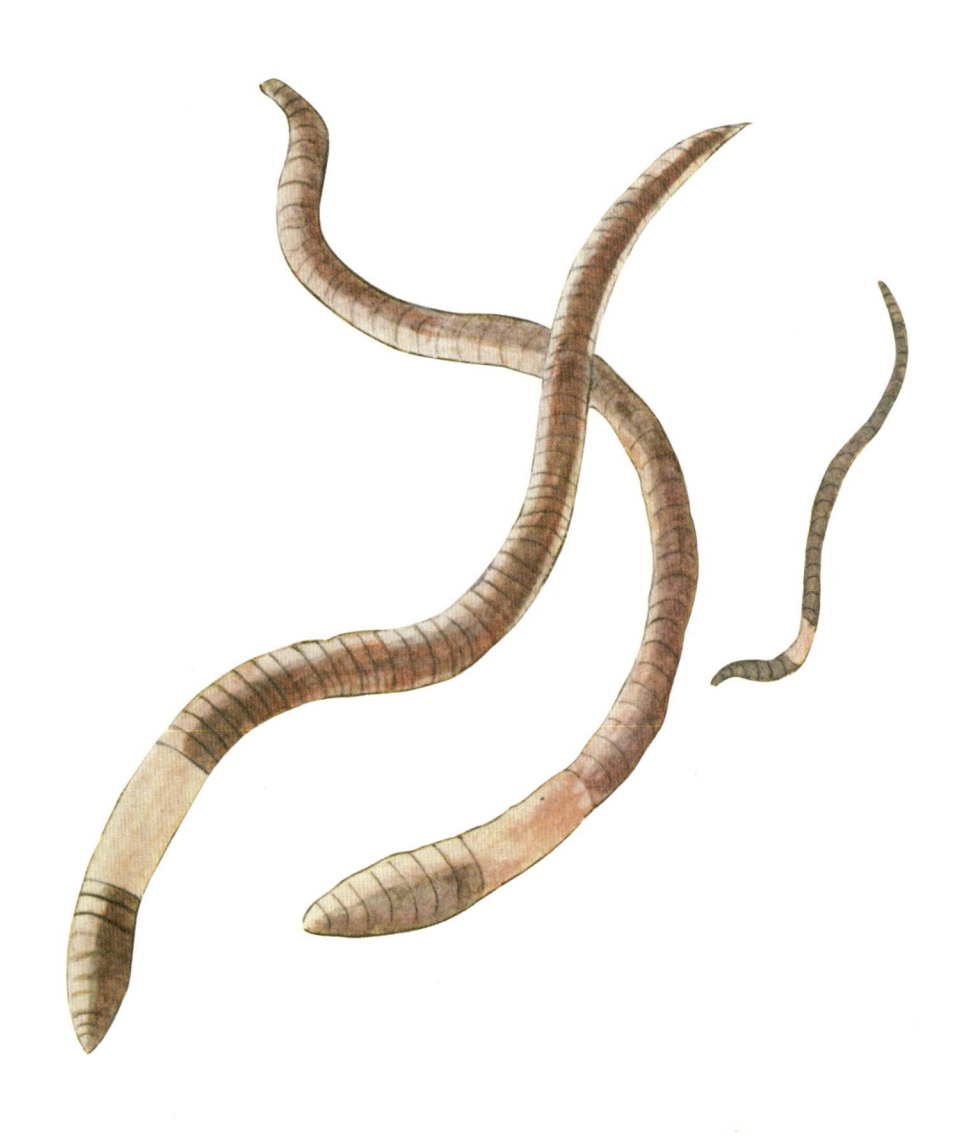

第八章　湿生类:依赖于湿润环境生存的动物　　107

蜗牛
背着壳的软体动物

别名	蜗娄牛、驼包蜒蚰（yóu）
分类	柄眼目，蜗牛科
习性	喜阴暗、潮湿的环境，昼伏夜出
功效	清热解毒，镇惊，消肿

蜗牛有"软黄金"的称号。有研究表明，蜗牛含有大量的蛋白质及人体所需的氨基酸、维生素等。

蜗牛还具有较高的药用价值，不仅可以清热解毒，还能够预防高血压及各种心脑血管疾病。蜗牛在美容界也是翘楚，它的黏液对烫伤疤（bā）痕、妊娠（rèn shēn）纹等疤痕有一定的修复效果。

蜗牛，又名蜗娄牛、驼包蜒蚰，是柄眼目蜗牛科动物的统称。其躯体分为眼、口、足、壳、触角，壳一般呈低圆锥形，头部有2对触角，触角当中大的一对顶端有眼睛，头的腹面有口，口腔内的齿数以万计，可用齿刮取食物。

蜗牛喜欢潮湿、阴暗的环境，害怕阳光直射，在我国大部分地区均有分布。

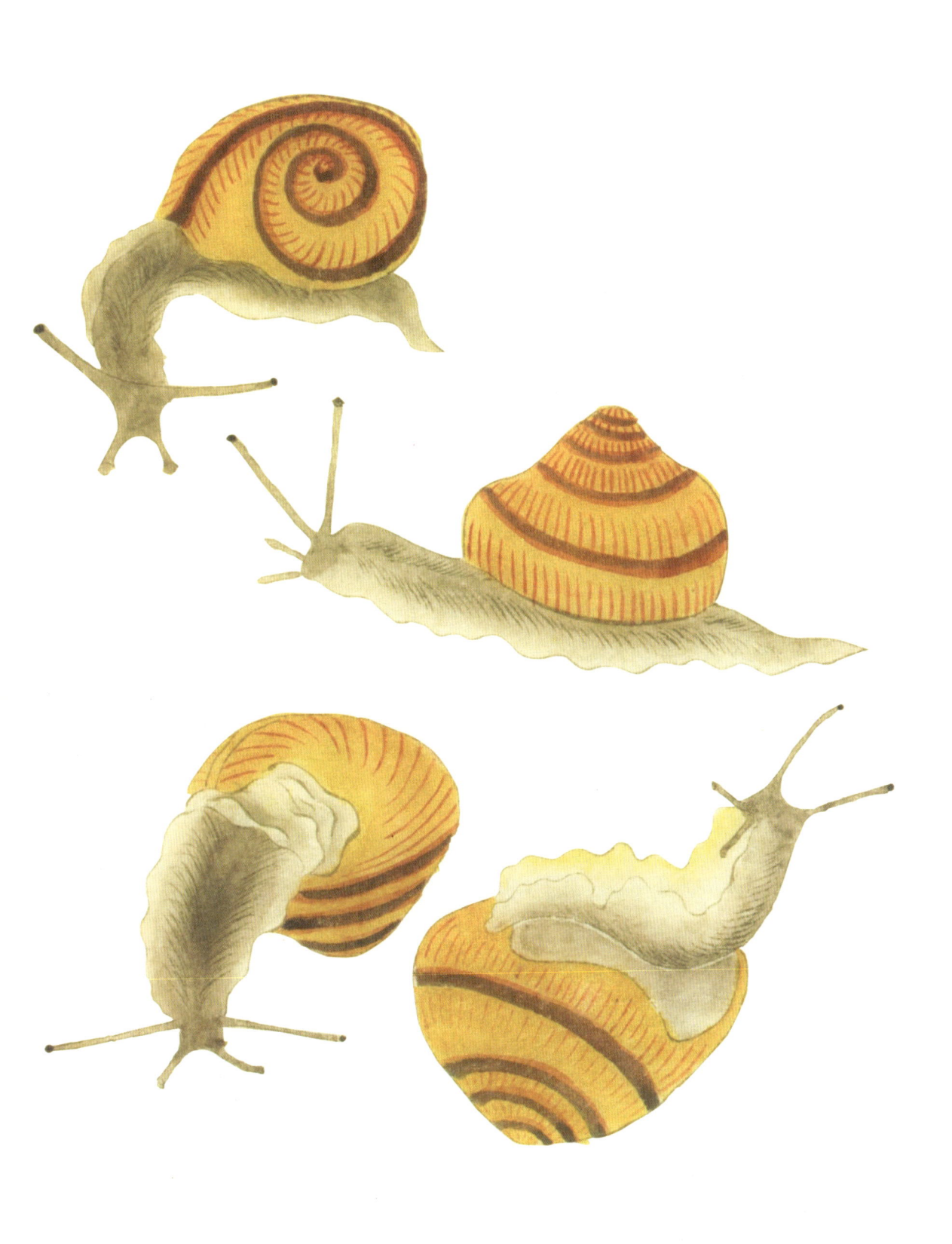

第八章 湿生类：依赖于湿润环境生存的动物 | 109

马陆

森林中的重要"分解者"

别名	千足虫、千脚虫
分类	节肢动物门，倍足纲
习性	喜阴湿环境，以腐殖质为食
功效	破积，解毒

秦朝有一个著名的宰相名为李斯，他热衷于打猎，经常带着他的爱宠黄犬上山打猎。

有一次李斯在打猎途中被不知名的虫子咬伤小腿，伤口不仅疼痛难忍，并且肿得像马眼一样大，无奈之下李斯只能结束打猎回家看病。

郎中告诉李斯："您这伤口我实在是没有见过，不敢随意用药，万一毒性相冲，您的腿就废了。"郎中只开了一些消肿去痛的药膏给他。

日子一天天过去，李斯的小腿没有丝毫治愈的迹象，甚至肿胀还更加严重了。有一天，黄犬嘴里含着东西想闯进李斯的卧室。李斯让下人将黄犬带进来，只见黄犬嘴里吐出四五条马陆。那马陆受惊之后纷纷蜷（quán）成一团。黄犬一边吠叫一边用脚刨地，李斯不明所以。恰好郎中来给李斯诊治，他看到地上的马陆，忽然茅塞顿开："您这黄犬真的是神犬，这马陆就是治病良药。"

马陆，又名千足虫、千脚虫，是节肢动物门倍足纲动物的统称。其体表暗褐色，身体两侧和步肢赤黄色；头部有触角、大颚、小颚各1对。

马陆一般生活于潮湿的耕地或枯枝落叶堆、瓦砾、石堆下，主要以腐殖质为食，有时也会损害农作物。

于是郎中赶忙捡起地上的马陆，和自带的几种药材一起碾碎、混合，仔细地敷在李斯的伤口上。没过几个时辰，伤口竟然不再肿痛。又过了几日，伤口就基本痊愈了。

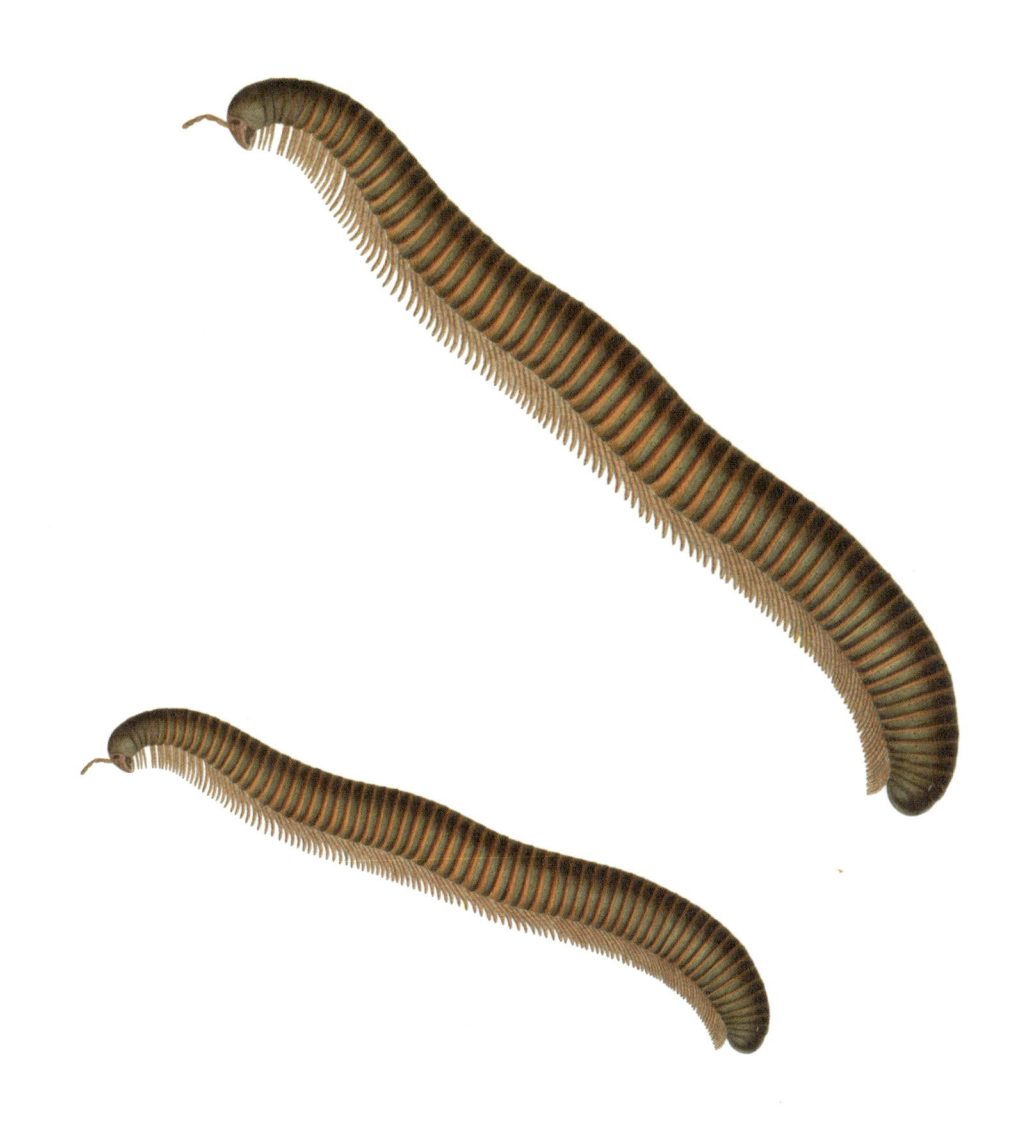

图书在版编目（CIP）数据

《本草纲目》里的博物学 . 鱼贝与珍灵 / 余军编著 . -- 贵阳 : 贵州科技出版社, 2025.3. -- ISBN 978-7-5532-1240-1

Ⅰ. R281.3-49

中国国家版本馆 CIP 数据核字第 2025EA4597 号

《本草纲目》里的博物学：鱼贝与珍灵
《BENCAOGANGMU》LI DE BOWUXUE : YUBEI YU ZHENLING

出版发行	贵州科技出版社
地　　址	贵阳市观山湖区会展东路 SOHO 区 A 座（邮政编码：550081）
网　　址	https://www.gzstph.com
出版人	王立红
责任编辑	伍思璇
封面设计	仙　境
经　　销	全国各地新华书店
印　　刷	河北鑫玉鸿程印刷有限公司
版　　次	2025 年 3 月第 1 版
印　　次	2025 年 3 月第 1 次
字　　数	691 千字（全 6 册）107 千字（本册）
印　　张	48.5（全 6 册）
开　　本	787 mm×1092 mm　1/16
书　　号	ISBN 978-7-5532-1240-1
定　　价	198.00 元（全 6 册）